自律神経のなかで最も大切な迷走神経の整え方

找不出病因？搞定迷走神經就好了

日本名醫5大核心修復

調整自律神經的關鍵，
從根本擺脫病痛，啟動自癒力

小林弘幸——著
李友君——譯

前言——自律神經當中最重要的神經

充滿壓力的社會常讓人身心俱疲，而在數位當道的社會，大量的資訊則令其變本加厲。

我們在這樣的現代社會中全力衝刺，新冠病毒傳染病大流行、戰爭、氣候變遷，以及其他自己無法控制的狀況陸續襲來。

工作、生活、還有將來……前途茫茫的不安成了更大的負擔，實際上漸漸地侵蝕我們的身心。

我研究自律神經（Autonomic Nervous System）30年以上，沒有一個時代像現在這樣需要調節自律神經。

呼吸、血管、心跳、肌肉及器官之類的功能是生命活動的基礎，自律神經會在無意識間加以控管。自律神經由兩種神經所組成，稱為「交感神經系統」（Sympathetic Nervous System，以下稱為交感神經）和「副交感神經系統」

（Parasympathetic Nervous System，以下稱為副交感神經）。就像汽車有油門和剎車一樣，兩者的功能正好相反。

這兩種神經都是我們生活上不可或缺的要素。

許多人問我「該怎麼調節自律神經？」其實自律神經均衡的狀態，就是**交感神經和副交感神經的功能都很高，而且要取得平衡**。

然而，現代社會的壓力指數不斷增長，大幅破壞自律神經的平衡。交感神經過度傾向優勢的人更是急速增加，可說是踩足油門全力奔馳。

為了在這樣的時代中過著身心健康的生活，有效的方法就是**活化迷走神經（vagus nerve）**。

迷走神經會控制副交感神經，是自律神經當中最重要的神經。

當迷走神經正常運作後，就會提高副交感神經的功能，使其充分發揮剎車般的作用，身體會舒暢，心靈也會安定。

而且還會抑制興奮的交感神經，保持自律神經的平衡。

迷走神經從大腦出發，環繞在各個器官當中，是體內最大的神經。其重要的功能是從大腦傳達指令到器官，並將內臟的狀態傳達給大腦。要比喻的話，就是大腦和器官的「直通線路」。

人的心臟、腸道及肺部之類的器官會和大腦進行雙向溝通，努力將我們的身心保持在「最佳」狀態。

換句話說，想讓迷走神經正常運作，就要讓連接大腦和器官的直通線路傳輸更好的資訊。

本書會從迷走神經和腸道、呼吸、睡眠、生活習慣及壓力的關係出發，歸納出以下重點：

「為什麼現在需要依靠迷走神經？」

「迷走神經好好運作後，會有什麼樣的效果？」

「該怎麼調節迷走神經？」

我們周遭圍繞著各種擾亂身心的事物，為了調節自律神經的微妙平衡，就要特別留意迷走神經的重要性。

我相信，這樣做就能擁有豐富充實的人生。

找不出病因？搞定迷走神經就好了：日本名醫5大核心修復，調整自律神經的關鍵，從根本擺脫病痛，啟動自癒力

目錄

第1章

調節自律神經的關鍵——「迷走神經」的功能

第2章

調節迷走神經的腸道保健

第3章

調節迷走神經的呼吸法

第4章

調節迷走神經的睡眠法則

第5章

調節迷走神經的生活習慣

第6章

與失控的壓力和平相處的方法

第1章

調節自律神經的關鍵——「迷走神經」的功能

人類自古以來就具備的身心防禦機制

各位聽過「迷走神經」這個詞嗎？

迷走神經是自律神經的一種，說得更詳細一點，就是自律神經當中具備副交感神經功能的神經。

其實迷走神經對我們來說切身相關，是生活在現代社會中相當重要的神經。

說到迷走神經，就會想到從2021年春季開始接種新冠病毒疫苗時，蔚為話題的副作用之一「血管迷走神經性昏厥」（Vasovagal Syncope），也就是在接種疫苗後失去意識。

血管迷走神經性昏厥的發生，是因為注射的疼痛或強烈恐懼導致血壓下降、脈搏變慢，造成輸往大腦的血流停滯而發生。這種症狀好發在十幾歲的女性身上，但只要小心別因跌倒而受傷，健康上就沒有大問題，也沒有後遺症，只要低頭靜養就會馬上恢復。

再補充一點，血管迷走神經性昏厥就是「起立性調節障礙」（Orthostatic Dysregulation）的變形版。

學校的朝會上，有的學生會身體不舒服，站不起來。以往這會當成單純的「貧血」來處理，但實際上是起立性調節障礙的症狀。

起立性調節障礙還有「早上起不來」、「暈眩」、「頭痛」、「腹痛」及「食慾不振」等症狀，容易遭人誤解。周圍的人會覺得對方沒有幹勁，或是誤以為在裝病。

從孩子成長為大人的過程中，來自應試、升學、轉班及朋友關係等等的不安或壓力並不少。然而，在這些多愁善感的時期，並沒有掌握到讓自己懂得應付不安和壓力，或是轉換心情的「防衛術」。

這一點即使在長大成人後也一樣。

生活在現代的我們要容忍難受的症狀，內心懷著不安或壓力，即使如此也不會示弱，將努力視為美德。

起立性調節障礙的症狀是自律神經紊亂的信號。其實是身心感受到極限，自動響起了警鐘。

當無法乘載的壓力或無法控制的不安出現在眼前時，自律神經就會大幅紊亂。這時身體具備的身心防禦機制之一的迷走神經就會強力運作，就像關掉開關一樣「中止」活動。

自律神經「協調」是什麼樣的狀態？

控管內臟和血液功能的自律神經，可分為交感神經和副交感神經。以汽車為比喻，油門就是交感神經，剎車就是副交感神經，這樣想就很好懂了。

交感神經號稱「白天的神經」，會繃緊身心激發活動，就像踩油門後車子會加速一樣。

另一方面，副交感神經則號稱「夜晚的神經」，能讓身心放鬆。副交感神經變得優勢後，就像是踩剎車讓車子慢慢停下來一樣，能讓身心平靜。

自律神經便是由這些神經組成，支撐著人類的生命活動。

例如，心臟或腸道的運作就與我們的意識無關，就算不採取特別的行動，血液也會流遍全身。

這些都不需要我們的意志。自律神經會在無意識中24小時控制所有的器官，調節著血壓、體溫和呼吸。

最近常會聽到「調節自律神經」這個說法。

那麼，自律神經「協調」是什麼樣的狀態？

激發活動的交感神經和能夠放鬆的副交感神經，大家往往以為這兩種相反的神經會俐落切換。

也有不少人認為自律神經會協調，是因為白天交感神經運作，讓副交感神經停工，夜晚再將交感神經的作用歸零。

然而，實際上並不是這樣。

讓身心在良好狀態下發揮功能的關鍵，就在於**交感神經和副交感神經兩者都高度運作**。

就像活動時「交感神經稍微優勢」，放鬆時「副交感神經稍微優勢」一樣，需要保持相當微妙的平衡。

「稍微優勢」就是關鍵。

優勢不能明顯大幅偏向一方。即使在開車時，油門和剎車兩者要是沒有充分發揮功能，肯定會非常危險。交感神經和副交感神經都能保持高度驅動的狀態，才稱得上是「自律神經協調」。

說得更淺顯易懂一點，假如同樣體重的人坐上翹翹板，就會維持平衡的狀態。然而，要是體重較重的人坐上其中一邊，平衡就會立刻被打破，大幅傾斜，接著一動也不動。

自律神經的平衡在理想上，是要在交感神經和副交感神經兩者皆高度運作的同時，以其中一方「稍微優勢」的狀態時時保持均衡。

請務必在閱讀這本書時，想像一下自律神經這座翹翹板。

交感神經與副交感神經的功能

既然交感神經和副交感神經稱為「白天的神經」和「夜晚的神經」，兩者的功能就正好相反。

比如交感神經變得優勢後，就會產生以下的生理反應：

◎呼吸變急促
◎心跳數上升
◎瞳孔擴大
◎抑制唾液
◎促進排汗

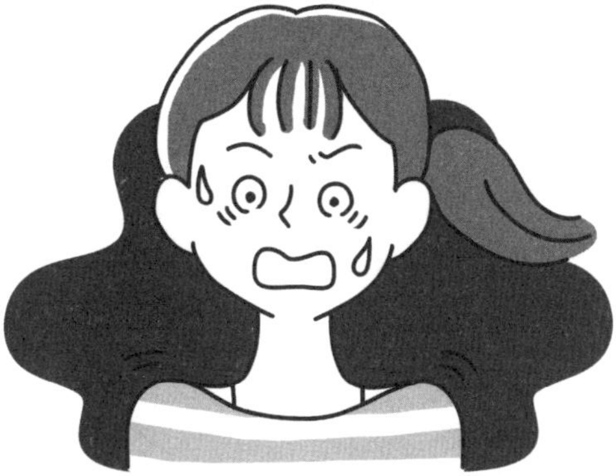

交感神經處於優勢時

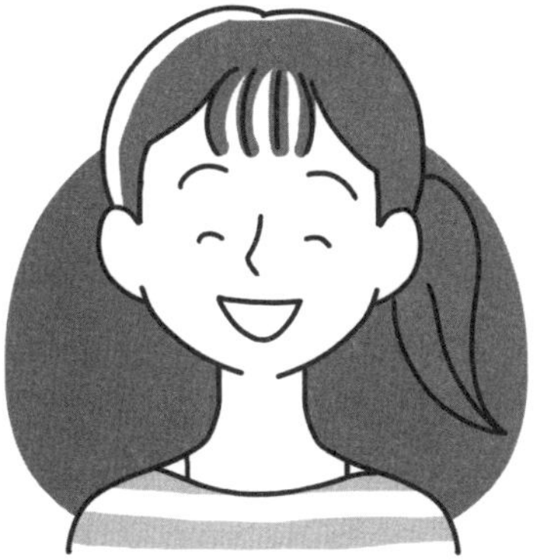

副交感神經處於優勢時

◎抑制消化吸收的功能

◎抑制排尿和排便

另外，「興奮」和「緊張」的精神狀態也是交感神經所致。

反觀擁有剎車功能的副交感神經變得優勢後，則會產生以下的生理反應：

◎呼吸加深

◎心跳數降低

◎瞳孔縮小

◎促進唾液分泌

◎抑制排汗

◎促進消化吸收

◎促進排尿和排便

除此之外，還有促進「平靜」、「放鬆」等等的功用。

自律神經的平衡紊亂時，身心會出現什麼變化？

擁有相反功能的交感神經和副交感神經，以「稍微優勢」這個微妙狀態保持的平衡一旦崩潰的話，到底會發生什麼事呢？

自律神經是**控制呼吸、內臟功能、血流、代謝、免疫及其他生命維持功能的神經**。

24小時、365天不眠不休，也是從背地裡支撐我們身體的生命線。

當這樣的生命線受阻時，就會先大幅影響全身的血流。

心臟這顆幫浦會送出血液到全身，但很少人知道其實血管本身也有類似幫浦的作用。

血管會在交感神經變得優勢後收縮，而在副交感神經優勢時擴張。藉由交互進行收縮和擴張，掌控血液的流動。

當自律神經的平衡紊亂，交感神經就會變得過度優勢，反之要是副交感神經強力運作的狀態持續下去，血管這個幫浦的作用就會減弱，血液流動就會凝滯，心臟的負擔也會變得更大。

血液會將營養和氧氣運到身體的各個角落。一旦血液的流動凝滯，就連大腦或內臟都會受損。「睡不著」、「消除不了疲勞」、「頭痛」、「便祕」這些身體的不適就不用說了，還會在無意間招來「心情消沉」、「提不起精力」等心理不適。

不只會身心不適，還會引發各式各樣的疾病。

我們的身體是由大約37兆個細胞組成。因為沒有將營養和氧氣送到一個又一個細胞，所以細胞的功能會減弱，免疫力也會低落，容易染上感冒或傳染病。

自律神經的平衡紊亂是百病的根源，也可以視為致命疾病的入口。

我們生活在自律神經容易紊亂的社會

目前為止告訴過各位保持自律神經微妙平衡的重要性，但遺憾的是這份平衡很容易就會紊亂。

更明確地說，認為「自律神經常會紊亂」或許會更好。就像翹翹板一樣，要隨時保持平衡是很困難的。

讓我們舉幾個例子。

雨天會讓人情緒低落。其實這時不只是心情，自律神經也會明顯紊亂。低氣壓的影響也會讓交感神經和副交感神經的功能低落。

早上準備出門時要是慌慌張張，交感神經就會突然過度運作。猶豫要穿這件還是那件洋裝時，自律神經也會大為紊亂。

通勤電車壅塞時也一樣。假如被陌生人撞到身體，對方沒道歉就直接走人，心情不可能不亂。這個影響會持續好一陣子。

工作出錯時或面對難纏的上司就不用說了，哪怕吐出一句「糟透了」或發發牢騷，自律神經的翹翹板也會突然大幅傾斜。

情緒當中也有「憤怒」，對於迷走神經等副交感神經來說沒有任何好處。

舉個極端的例子，有時人會在激烈的痛罵後突然倒下。這是因為交感神經變得極端優勢，血管緊縮，導致血流瞬間中斷，血液沒有順利流到大腦，於是就昏倒了。

就像這樣，「壓力」會打開交感神經的開關，使之全力運轉。天候、生活步調、情緒起伏、不安、焦慮的情緒及環境的變化等，都會讓自律神經的平衡瞬間崩潰。

換句話說，我們生活在充滿壓力的現代社會，仍舊沒有學會怎麼調節副交感神經的「迷走神經」，因此交感神經就會處於過度優勢。

調節迷走神經與壓力相處的方法，將會在第六章詳細告訴各位。

隱藏在日常生活中，擾亂迷走神經的陷阱

自律神經非常容易紊亂，不過我們自古以來就會以睡眠之類的方式休息、渡過放鬆的時間、接觸愜意的景色、音樂、香氣等，來調節副交感神經（迷走神經）。詳情將從第二章開始告訴各位，但或許我們在不知不覺間，就已在採取行動調節迷走神經。

然而，現代社會布下許多擾亂迷走神經的「陷阱」。

其中之一是**數位化**。數位社會帶給世間便利，卻產生了不同於以往的壓力。

比如，現代能夠24小時、365天時時與人「保持聯繫」。據說，**我們的壓力有9成來自人際關係**。

隨時「保持聯繫」也就意味著在人際關係中「無處可逃」。

從這個意義上而言，「社群網站」一方面能滿足自我表現慾或認可需求，但另一方面，也會讓我們看到別人去了哪裡、吃了什麼、跟誰在一起之類的資訊，因而感到自卑或產生心結。不用說，這些會成為強烈的壓力來源。

工作也是一樣情況，現在我們能夠隨時隨地工作。

在意上司、客戶及同事的眼光而加班已不少見，有時就連在回家後也會收到工作的電子郵件，必須馬上處理。

常處在緊張狀態當中，且長時間面對電腦的辦公室工作，也是擾亂迷走神經的原因之一。

即使回到家也不放下智慧型手機的人也很多。假如連在床上都要拿著手機盯到很晚，到了夜裡交感神經也處於活躍狀態，可能無法得到好的睡眠品質。

除此之外，現代社會當中還布下很多擾亂迷走神經的陷阱，例如生活週期的紊亂、運動不足、飲食不規律等。

加速迷走神經紊亂的因素

就在這時，新冠疫情襲來。

2020年春天起，由於新冠病毒的感染擴大，使得以往理所當然的「日常」變成「非日常」，這是顯而易見的。

新冠病毒引發大流行，奪走許多人的生命。此外，由於過度害怕傳染，對感染者的歧視、對持不同意見者的攻擊、社會分裂以及自私的行為等，都讓我們的內心充滿了「厭惡」，相信各位仍記憶猶新吧？

另外，由於新冠疫情，也出現所謂遠距工作和居家辦公的工作方式。雖然優點是不必耗費上下班通勤時間，不過也伴隨著一個人工作的孤獨感、工作和私人時間難以分配等問題，感到壓力的人也很多。

雪上加霜的是，2022年發生了俄羅斯進攻烏克蘭的事件。一股「險惡」的氣氛蔓延到以往「平穩」的世界。

再加上連日報導氣候變遷、物價高昂、薪資不漲、老後問題之類的新聞，有不少人對於看不見未來的狀況抱持著擔憂。

憑以往的常識無法想像的事情陸續發生，類似這樣意料不到的變化讓我們的內心感到不安。

當人感到不安時，交感神經會過度活躍，迷走神經等副交感神經會完全起不了作用。以自律神經的翹翹板來比喻的話，就是只向一側大幅傾斜，一動也不動的狀態。

我再說明得好懂一點。

前面告訴過各位，自律神經的功能是我們人類自古就有的防禦機制。尤其是交感神經，「作戰」（戰鬥模式）的時候更會強力發揮。

假設我們是原始時代的狩獵民族，冷不防遇到了巨大的猛獸。當情況演變成不戰鬥就會被殺死時，我們的交感神經就會活化，賦予我們戰鬥能力。就和「戰鬥模式」一樣，「逃走模式」也是交感神經在發揮力量。如果覺得這樣下去會被殺死，就有必要逃走。

換句話說，當生命受到威脅時，交感神經會受到刺激而活躍起來。

相信各位已經明白了吧。新冠疫情、戰爭，以及種種讓人心煩的新聞，這些事情會激發我們對生命的危機感，妨礙迷走神經的功能。

爲什麼副交感神經主要掌握在「迷走神經」手中？

再重申一次，現在迷走神經的功能遭到抑制，交感神經過度活躍，重要的是自律神經的翹翹板取得均衡。必須特意提升迷走神經的功能，保持平衡。

我們無法控制自律神經的運作程度，但可以促進調節自律神經達到微妙平衡。關鍵方法就是**在生活中意識到迷走神經**。

我們的身體由許多器官和組織組成。神經就像網狀一樣遍布全身，負責與器官和組織進行聯繫和協調。

迷走神經**從大腦的「延髓」出發，經過耳朵和眼睛周圍以及頸部，延伸至心臟、胃、腸道等幾乎所有內臟**。

由於它宛如迷走般遍布在多個部位，所以英文就取擁有「含糊」、「茫然」含意的「vagus」，稱為「vagus nerve」。

複雜交織的迷走神經為什麼被認為重要呢？

那是因為它肩負聯絡大腦和內臟的職責。迷走神經會將內臟的狀態傳到大腦，並將大腦的指令傳達到內臟，可以說是**連結大腦和身體的「直通線路」**。

更令人驚訝的是，迷走神經擁有**支配副交感神經**的力量。它被視為副交感神經的主要執行者，能引導心靈與身體進入安寧放鬆的狀態，是相當重要的神經。

換句話說，迷走神經充分發揮功能時，能有效抑制過度興奮的交感神經，從而維持自律神經的平衡。這能讓我們擁有抵抗壓力和焦慮的強健身心，這樣說也不為過。

要在生活中意識到副交感神經主要掌握在「迷走神經」手中，這是在現代社會中保持健康的關鍵。

迷走神經是體內負責傳遞資訊的高速公路

貫穿身體中心並遍布體內各處的迷走神經，平常確實難以意識到它。

請把迷走神經想像成**穿過體內的高速公路**。要是這條高速公路常常壅塞會怎麼樣呢？要穿過那裡互相遞送的「重要資訊」就會耽擱。

我們能安心使用高速公路，也是因為每天進行保養維護。要是高速公路到處有坑洞沒有修復，或是障礙物掉落，會怎麼樣呢？

留意迷走神經，既會**暢通大腦和內臟交換資訊的「直通線路」**，也是在進行保養維護。

附帶一提，有個憂鬱症的治療法是「迷走神經刺激術」（Vagus Nerve Stimulation）。

這種療法是將刺激迷走神經的電極嵌在頸根（鎖骨的內側）上，再以人工方式活化迷走神經，舒緩消沉的情緒。

用電流刺激迷走神經的療法不只是憂鬱症，也應用在治療自體免疫性疾病（autoimmune disease）和難治型癲癇（intractable epilepsy）上，今後還可望出現能夠治療的疾病。

我們可以透過日常積極啟動迷走神經的方式，藉此讓副交感神經「稍微優勢」，引導身心放鬆。

第2章

調節迷走神經的腸道保健

不靠大腦，獨立運作的腸道

本章要從腸道和迷走神經的關係，告訴各位調節迷走神經的方法。

不少人認為腸道只是單純的消化器官。

但若從生物的進化過程思考，腸道先成形，其次才分化出大腦，這樣想才自然。就算認為大腦是腸道的副產品也不奇怪。

我認為決定人生的要素是**腸道占9成，大腦占1成**。

理由之一在於，腸道會自己思考或掌握狀況。

令人驚訝的是，**腸道是內臟當中唯一沒有大腦指令也會運作的器官**。比如吃下腐敗的食物就會腹瀉。這是因為腸道感知到「腐敗的食物」，進行劇烈的「蠕動」讓肌肉伸縮，立刻排泄出去。這項功能並非大腦的指示，而是由腸道單獨判斷和進行。

之所以能這樣做，是因為腸道的神經細胞網。我們的頭腦在思考或記憶時，是靠電力訊號或化學訊號來交換資訊，架設這張網的就是大腦的神經細胞。

其實腸道約有1億個神經細胞，形成「腸道神經系統」，覆蓋在腸道（消化道）的周圍。腸道藉由腸道神經系統就能獨力判斷。

迷走神經掌握腸道和大腦之間的資訊傳遞

要是腸道出了狀況，這項「資訊」就會從腸道神經系統穿過迷走神經，匯集到肝臟再送往大腦，接著從大腦送出解決用的指令。這樣的網絡就稱為**「腸腦軸線」**（gut-brain axis）。

有時我們在感受到強烈的壓力後就會腹痛，這是大腦感受到的負荷，透過以迷走神經為中介的網絡傳到腸道所引發的症狀。

既然說是網絡，當然就不是單向傳遞資訊。腸道發生的事情，也會確實向大腦傳遞資訊。

最簡單的例子就是上廁所。當糞便累積時，腸道就會向大腦傳送「去廁所」的信號，讓人感受到便意。

除此之外，腸道的狀況不佳會讓人產生不安，也會引發憂鬱症狀。這些或許是「腸腦軸線」網絡不好的一面。

然而，只要腸道充分運作，大腦的狀況也會改善，反之只要大腦舒暢，腸道的狀況也會改善。兩者就像這樣在無意識下互相合作，支撐著我們的健康。

迷走神經在兩者合作中扮演重要的角色。掌握讓大腦和腸道的資訊傳遞順暢的關鍵就在於迷走神經。

迷走神經負責維持免疫力

腸道也是防止病原或異物等入侵，阻止它們在體內作惡的最後防線。

雖然腸道位在體內，不過消化道是由一條管子連接的食物通道，從口部出發、穿過食道、胃部、十二指腸、小腸、大腸到肛門，因此也能說消化道會連接到外界。

換句話說，腸道時時暴露在病原、病毒等入侵體內的危險當中。

這時**自我防禦機制「免疫系統」**就大顯身手了。免疫細胞會不斷戒備，以免肉眼看不見的細菌和病毒進入體內。

其實，**體內的免疫細胞約有7成集中在腸道**。

免疫細胞會判斷送進腸道的東西是營養還是毒物，凡認定有害者就一齊攻擊，防止它潛入體內。

免疫細胞不會枯等外敵來臨，而是順著血流移動到全身，在體內各處作戰。染上感冒時就算沒有服藥，睡一覺之後也會痊癒，就是因為免疫細胞在作用。

另外，我們的身體每天會產生幾千個癌細胞。能在小小的癌症萌芽時消滅，防癌症於未然，也是多虧了免疫細胞。

這些免疫細胞不是單獨發揮作用，而是彼此聯絡，分擔職責。這種免疫的功能也和迷走神經的資訊傳遞密切相關。

具體來說就是使用「腸腦軸線」網絡，判斷身體哪個地方陷入危機，要攻擊哪個細菌、病毒或癌細胞。

決定腸道個性的腸道菌生態系統

就像人有各自的個性，腸道也有個性。腸道的個性取決於住在腸內100兆個以上的腸道菌。

目前已知，腸道菌會刺激遍布在腸道的神經細胞。換句話說，**腸道菌的存在會大幅影響「腸腦軸線」，也就是迷走神經連接腸道和大腦的網絡**。

首先我們就來深入了解腸道菌。

腸道菌有五百種到一千種，據說甚至還更多。它們以吃進口中的食物為食，彼此在競爭或互助的同時建立生態系統。這個生態系統在腸道當中看起來像花田（flora），所以又稱為「腸道菌群」（gut flora）。

就像人的臉孔和性格各不同一樣，腸道菌群也因人而異，依照人種、年齡、平常的飲食和生活習慣而變化。

腸道環境包含腸道菌和腸道菌群，不太會受到遺傳的影響。**這取決於後天的環境，絕大多數都會因為飲食生活而大幅改變**。後面將會詳細說明改善腸道環境的飲食生活。

為了讓各位明白腸道環境的重要性，以下會將腸道菌大致分為「好菌」和「壞菌」加以說明。

好菌在經營健康生活上，會帶來以下良好的影響：

◎抑制壞菌增殖，調節腸道環境
◎促進腸道的蠕動，通暢排便
◎提升免疫力，分解致癌性物質

反觀壞菌顧名思義，則會對宿主有害：

◎製造毒素或致癌物質，導致疾病或老化

◎使腸道環境惡化

另外，腸道菌當中還有一種菌叫做伺機菌，有可能變成好菌或是壞菌，支持優勢的一方。

這些分類只是為了簡單易懂，比如以壞菌聞名的「大腸菌」也有好處，能夠合成維他命以及抑制感染。

首先我們就來了解腸道菌各自承擔的重要職責。

腸道菌與自律神經「平衡」的共通點

良好的腸道環境是基於好菌、壞菌及伺機菌的絕妙平衡才會成立。理想的情況是好菌占2成、壞菌占1成、伺機菌占7成。

關鍵在於好菌要比壞菌「稍微優勢」。

自律神經的平衡也一樣，前面告訴過各位，理想的狀態是交感神經和副交感神經其中一方的作用「稍微優勢」。也可以說我們的健康要在「稍微優勢」的平衡上才會成立。

好菌以嗜酸乳桿菌（lactobacillus acidophilus）或比菲德氏菌（bifidobacteria）等菌為代表。假如在腸道環境中，勢力範圍「稍微大一點」的是這些菌，就能順利吸收營養素，乾淨的血液會遍及全身。

另一方面，壞菌除了「大腸菌」之外，還有眾所皆知的產氣莢膜梭菌（clostridium perfringens）。一旦這些菌的勢力擴大，腸道當中就會不斷出現腐敗物質，形成腹瀉或便祕，大腸就會發炎。

那麼，只要將腸道菌統統換成好菌就好了嗎？但這也不對。**壞菌在好菌「略占優勢」的狀態下，並不會造成太大的傷害**。再者，要是完全沒有壞菌，好菌的活動反而會變得遲鈍。

這就像是社會的縮影。以一群「工蟻」來比喻，其中會有一定比例的「非工蟻」存在。有「非工蟻」在，組織比較能夠充分運作。

腸道當中也一樣，壞菌適度地存在，能促使好菌更積極地發揮作用。

迷走神經的強力助手——幸福荷爾蒙「血清素」

只要像這樣保持腸道菌的平衡，調節腸道環境，迷走神經也會逐漸協調。其中重要的關鍵就是**神經傳導物質「血清素」(seretonin)**。聽過幸福荷爾蒙這個名稱的人相信也很多吧？

簡單來說，血清素就是活絡大腦的神經傳導物質。因為是作用於大腦，所以我們往往以為血清素位於大腦，但其實目前已知體內的**血清素約有9成在腸道**。

因為**血清素約有9成是在腸道製造**，有一種腸道菌會將含在食物的物質「色胺酸」(tryptophan)合成出血清素。

附帶一提，除了血清素以外，腸道也會製造與情緒和心情相關的多種物質，例如稱為快樂物質的「多巴胺」(dopamine)、促使神經興奮的「去甲腎上腺素」

（noradrenaline）。

腸道菌製造的血清素、多巴胺及其他物質，會在牽涉迷走神經的「腸腦軸線」當中發揮重要的功能。

前面提過，腸道的神經細胞會時時檢查腸道的狀態，藉由以迷走神經為中介的網絡互傳資訊。這時就少不了血清素之類的神經傳導物質。

假如腸道當中製造出豐富的血清素，腸道會向大腦傳遞「正在產生大量幸福荷爾蒙」的資訊。並不是將腸道製造的血清素運送到大腦，然後在那裡作為「幸福荷爾蒙」分泌。

腸道菌順利製造血清素的資訊傳到大腦後，大腦便會減少過度的興奮或不安，進入放鬆的狀態，並感覺到「幸福」和「充實」。

更值得慶幸的是，**血清素調節自律神經平衡的功能也會活化**。

不過，血清素不會在體內生成，需要從飲食中攝取色胺酸。**富含色胺酸的食品**

富含色胺酸的食品

食品名	成分量 (mg/100g)
◎大豆產品	
大豆（分離大豆蛋白）	1200
凍豆腐	750
豆皮	720
黃豆粉	550
◎堅果類	
南瓜籽	510
亞麻	410
腰果	370
芝麻	360
◎乳製品	
酪蛋白	1100
帕瑪森起司	590
脫脂粉奶	470
◎魚貝類	
鯡魚卵（乾貨）	1300
柴魚片	960
飛魚（煮製乾貨）	930

※一天攝取量標準：平均 1 公斤體重約攝取 4 毫克。
出處：根據文部科學省「食品成分資料庫」製作而成。

富含維他命 B6 的食品

食品名	成分量 (mg/100g)
辣椒（乾貨）	3.81
大蒜粉	2.32
大蒜（鱗莖）	1.80
羅勒（粉）	1.75
小麥	1.24
開心果	1.22
蒟蒻	1.20
鮪魚（紅肉）	1.08
香蕉	1.04
牛（肝）	0.89

※一天攝取量標準：成人攝取 1.1 ～ 1.4 毫克。
出處：根據文部科學省「食品成分資料庫」製作而成。

有大豆、豆製品及乳製品等。

另外，合成血清素需要維他命B6。富含維他命B6的食品有辣椒、大蒜、牛肝、豬肝、雞肝及鮪魚的紅肉等。

希望透過迷走神經傳遞的始終是腸道處於良好狀態的資訊。為了調節迷走神經，也要注意養成能促進血清素分泌的飲食習慣。

與其關心大腦，留意迷走神經更能做好腸道保健

目前為止，相信各位已經知道，為了調節迷走神經，維持良好的腸道環境是很重要的。

但麻煩的是，腸道環境非常容易紊亂，這正是讓人感到棘手的地方。一聽到「腸道環境紊亂」，往往會聯想到飲食不均衡、生活不規律等問題。

於是，最近聽到「腸道保健」這個詞的機會就順勢增加了。

腸道保健的關鍵是**像對待寵物一樣，以關愛和疼惜來培育我們眼中必不可少的腸道菌**。

或者，就像是為了讓花園裡美麗的花朵綻放而付出時間與心力，為了讓腸道綻放健康的花朵，好好調理腸道環境是最重要的。

腸道是相當可靠的器官。

因為腸道會考量到整個身體。

遍布在腸內的神經細胞，會判斷異物對自己的身體是有利還是有害，並阻止不該進入體內的物質。即使是需要的東西，太多了也會排泄掉。腸道會自行思考並做出判斷。

相比之下，就算說大腦是任性的器官也無可厚非。即使身體不好也會吃下太多甜食，就是因為大腦完全不顧身體，單憑「想要」而產生食慾。說起來，大腦就是不太為身體著想。

為什麼腸道和大腦會這麼不一樣呢？

我認為提示就藏在腸道菌當中。

腸道菌與我們共生。就像人若沒有腸道菌就活不了一樣，要是身為宿主的人死了，腸道菌也會死亡。

因此，或許腸道菌是為了保護自己的性命，才會引導作為宿主的人維持健康。

此外，腸道不會猶豫不決。

簡單來說，腸道要滿足就是要充分吸收營養，進行正常的蠕動，將糞便排到體外。說得更白點，只要蠕動進行得當，好菌就會變得「稍微優勢」，腸道環境就會逐漸改善。

腸道的蠕動會在副交感神經「稍微優勢」時變得活躍。換句話說，重要關鍵在於做腸道保健時要意識到迷走神經。

進食量增加，排便量卻減少的原因

保健的基本是要充分活動腸道，其中的關鍵就是**「膳食纖維」**。聽到膳食纖維，各位會不會想到改善通便的營養素呢？附帶一提，各位覺得日本人一天的便量是多少呢？

雖然沒有詳細的資料，不過據說日本人一天的便量約為200公克。實際應該比這更少，一天大概有80～100公克。

第二次世界大戰剛結束後的調查指出，日本人一天的便量約為300公克。**與現在相比也多了3倍以上**。

這不是在說現在的飲食量有所減少。相反地，戰後沒多久，大家還處於飢餓狀態。雖然現代人的飲食總量增加，糞便量卻在減少。

理由在於**膳食纖維的攝取量急劇減少**，現代日本人的膳食纖維完全不足。

現在**推薦的膳食纖維攝取量為女性一天平均18公克以上（男性為21公克以上）**，實際上日本人卻只攝取到10克。

據說戰前攝取的膳食纖維是平均30公克。由此可知，現代人便量會減少到三分之一，原因就在於膳食纖維不足。

糞便不僅僅是食物的殘渣，也富含腸道菌和其屍體。現在許多人知道，膳食纖維會成為腸道菌的餌食，是調節腸道環境不可或缺的營養素。

然而，膳食纖維也曾被視為身體不需要的成分，歷經過一段沒人理會、不受重視的時期，這也是事實。

2000年左右開始，隨著腸道菌研究的展開，人們發現腸道菌特別愛吃膳食纖維，於是膳食纖維迅速成為矚目焦點。

幫助活化迷走神經的膳食纖維

眾所皆知，膳食纖維是難以消化的營養素。蛋白質和脂質在胃部消化，然後在小腸被吸收，幾乎不會抵達到大腸。**膳食纖維是唯一能夠確實抵達腸道的成分，腸道菌會在那裡等著它**。

膳食纖維分為兩種：水溶性（容易溶於水）和非水溶性（不易溶於水）。要在做腸道保健時調節迷走神經，我會建議**攝取「稍微多一點」水溶性膳食纖維**。水溶性膳食纖維具有溶於水後呈現黏稠性質的特點，這正是腸道菌的餌食。**海藻富含膳食纖維，秋葵、黃麻、滑菇及其他黏稠滑溜的食物也富含這種成分，**記住這一點會很有幫助。

反觀非水溶性膳食纖維，就算藉助腸道菌也難以消化。香蕉、牛蒡、地瓜、豆類、糙米等食物富含這種成分。

非水溶性膳食纖維不會成為腸道菌的餌食，卻會在腸道當中吸水膨脹，增加糞便的體積，讓腸道的蠕動活躍起來。

不過，無論什麼食材，或多或少都含有水溶性和非水溶性膳食纖維，無須過度在意。兩種膳食纖維都會發揮威力，改善腸道功能。

水溶性膳食纖維會成為腸道菌的餌食，充分活動腸道。膳食纖維是作用於迷走神經的重要營養素，這種成分是否足夠，從糞便的大小和顏色即可得知。**假如糞便的顏色偏黃、約有兩條香蕉的分量，硬度適中，而且還浮在馬桶的水面上，就表示膳食纖維攝取充足**。

只要記得檢查糞便，每頓飯當中攝取「稍微多一點」水溶性膳食纖維，就可說是踏出調節迷走神經的第一步了。

水溶性膳食纖維攝取「稍微多一點」

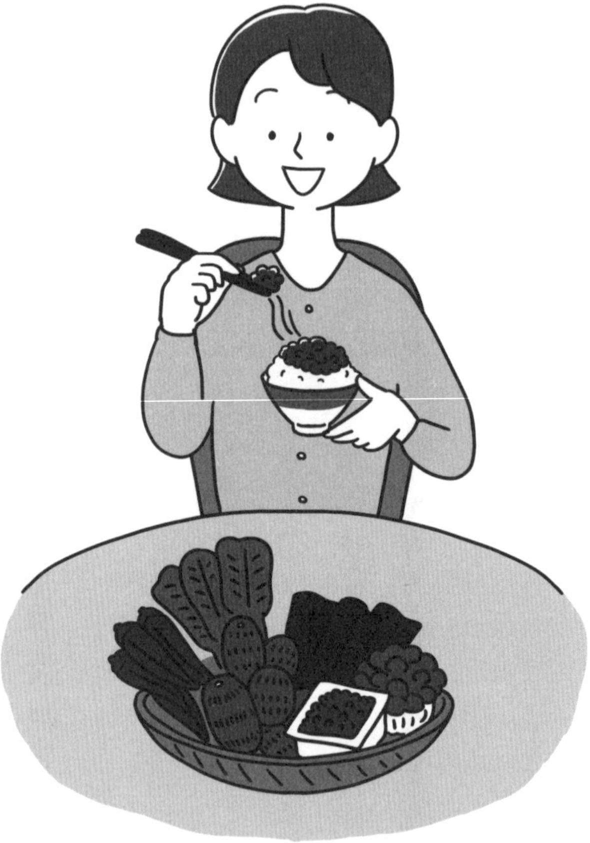

幫助好菌活動的食物有哪些？

膳食纖維是腸道菌的餌食，應該持之以恆地食用。但要注意的是，**膳食纖維不只是好菌，也會成為壞菌的餌食**。

實際上，為了緩解便祕而大量食用沙拉，結果積了一肚子氣消不掉的例子也屢見不鮮。

這正是因為膳食纖維促進了壞菌的活躍。

幫助好菌活動，讓好菌「稍占優勢」的關鍵，則是發酵食品。

眾所皆知，發酵食品有益於腸道，但發酵食品不只會成為腸道菌的餌食，阻止壞菌勢力擴大的功效也值得期待。

假如把發酵食品當成好菌的強力「啦啦隊」，或許就更易於理解。至於是如何助陣的，我們就以優酪乳這個堪稱發酵食品的代表來說明。

許多人以為在食用優酪乳之後，乳酸菌之類的菌就會住在腸道內，但這是一種誤解。

在優酪乳當中的乳酸菌只會穿過腸道，不會住進去，而是隨著糞便被排出體外。

然而，暫時來訪的「啦啦隊」也會肩負相當龐大的責任。乳酸菌穿過腸道時，**不只會成為腸道菌的餌食，還會製造各式各樣的物質，打造出不利於壞菌生存的環境，或是變成腸道當中的好菌成員，發揮效果**。

不過，就像腸道菌有個性一樣，不同優酪乳產品所含的乳酸菌種類也各不相同。要找出適合自己腸道的品牌，可以**每隔兩星期到一個月多方嘗試不同的優酪乳**。了解最合適自己腸道的品牌也很重要。

不要專吃優酪乳，也要嘗試各種發酵食品。有資料指出，要是攝取太多同樣的乳酸菌，就會像是習慣「熟悉的啦啦隊來了」一樣，好菌就不增加了。

與其一次吃很多，不如每天逐步和膳食纖維一起攝取。這是腸道保健的重要關鍵。

只要施加這種刺激，腸道和迷走神經就會開始運作

除了腸道菌的功能之外，我們也來了解關於腸道不可思議的特性。

當腸道受到某些刺激時，原本靜止不動的腸道會突然開始蠕動。這是因為來自體內外的刺激會讓這個部位變得活躍起來。

我至今為止建議過許多人在早起時喝一杯水，因為這會帶給腸道刺激。

早上醒來時，腸道已經完成消化吸收工作，處於靜止狀態。因此要藉由喝一杯水，讓空空的胃部變重，從而刺激腸道。結果就會打開蠕動運動的開關。

喝水時，關鍵在於「一口氣」。猛烈快速喝水對腸道的刺激效果更佳。

另外，在活動身體時，也要有意識地刺激腸道。僅僅在腦中想像刺激腸道的情景，最終就能活化迷走神經。

舉例來說，在走路時，盡量大步走，膝蓋不要彎曲，這樣就會大幅活動支撐在腸道周圍的腹部深層肌肉。這種刺激也會透過迷走神經傳遞到腸道。

同時，這還能鍛鍊腹肌和臀部的肌肉，提升排便的推力。這正是一舉兩得的腸道保健。

活化迷走神經的三種腸道訓練

接下來要介紹的三種伸展操是利用腸道的性質，有效刺激迷走神經，促進腸道蠕動。

◎扭臂腸道伸展操

雙腳打開與肩膀同寬，雙手交叉於頭頂上方。慢慢吐氣的同時將身體上下左右傾斜。這時雙手要在雙臂處互相交叉，讓指尖和肩胛骨連成一條線，並藉由上下左右活動充分伸展側腹，刺激迷走神經。

◎抓腹旋轉骨盆操

腸道的四角容易累積糞便，要用手指壓住，同時慢慢旋轉骨盆，藉此刺激腸道、深層肌肉及迷走神經。對腹肌施力，特意縮緊肛門來轉動骨盆會更有效。

◎小蠻腰腸道按摩

將注意力集中在腸道四角的點位，雙手壓住腰部，將腹部的脂肪從後面往前像是擠壓般地揉捏，這樣能直接刺激腸道。伸展時不只可以揉，也可以握拳抵住。這是即使坐在椅子上也可以輕鬆進行的伸展運動。

持續實踐這些腸道訓練，就能活化迷走神經，有效幫助腸道健康。

不必挑時間地點就可以做，即使在忙碌當中也能輕鬆持之以恆，這一點也很吸引人。比如早上醒來後，就坐在床頭做「小蠻腰腸道按摩」，沐浴在朝陽時就做「扭臂腸道伸展操」。白天也可以趁著工作或家事的空檔做「抓腹旋轉骨盆操」。

●扭臂腸道伸展操●

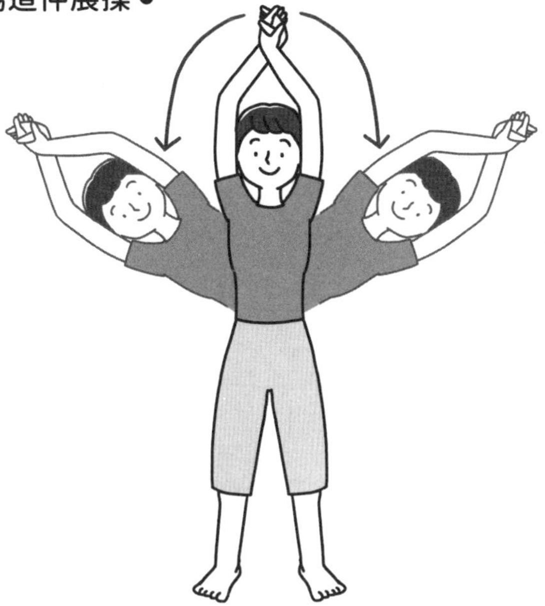

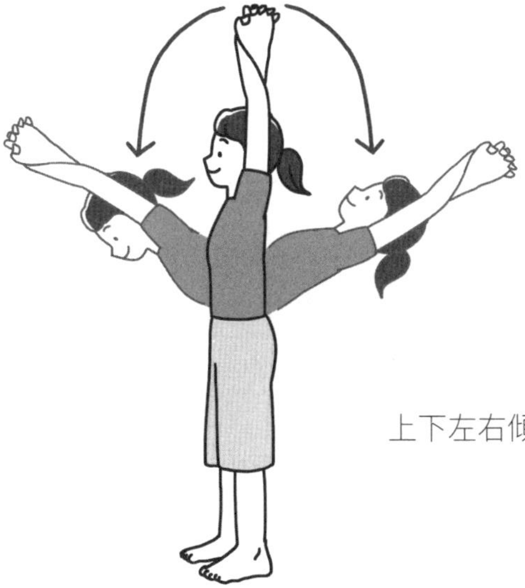

上下左右傾斜伸展體側

關鍵在於持之以恆，一天幾分鐘也沒關係。請各位務必養成習慣，趁著每天有空的時間來做。

●抓腹旋轉骨盆操●

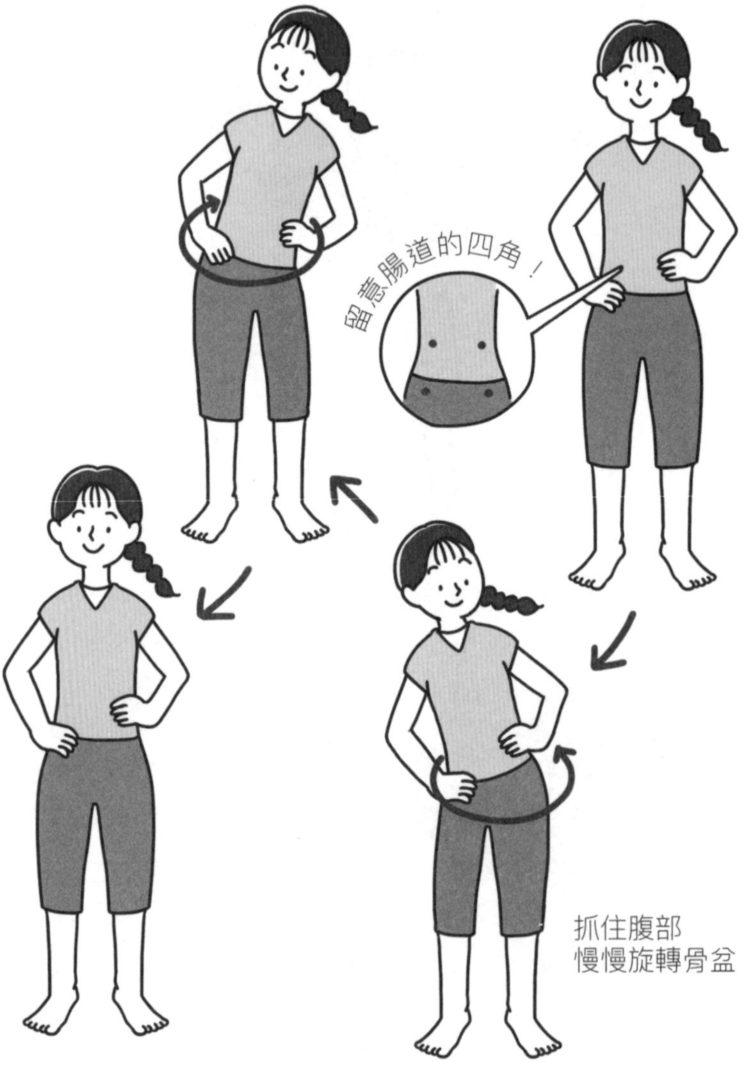

● 小蠻腰腸道按摩 ●

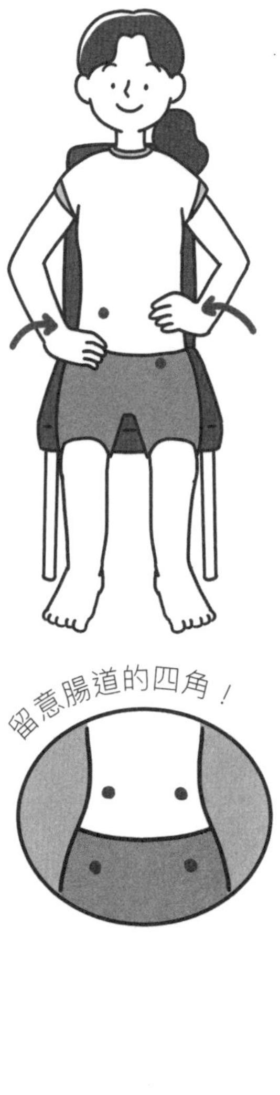

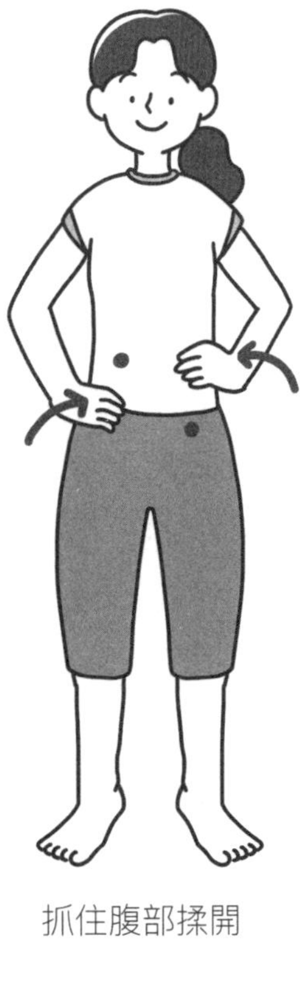

抓住腹部揉開

打造讓腸道愉悅的環境，就能活化迷走神經

這些訓練及按摩當然是為了刺激腸道和迷走神經，但對於消除便祕也很有效。腸道很喜歡順暢流通，對於迷走神經來說，阻礙腸道順暢活動的便祕也可說是天敵。

便祕的原因基本上來自壓力。消除壓力以便調節迷走神經的方法將在第六章詳細告訴各位，這裡要說明消除便祕的方法。

任誰都認為「排便最好天天做」，不過就算每星期只排便2～3次，也不能單憑這樣就說是便祕。

便祕的基準如下：

①腹部覺得不適

②有時食慾不振

③排便時感到不適或不安

假如符合其中一項，就稱得上是便祕。

只要符合其中一項，就要想想腸道的蠕動是否停滯。停滯之後，食物的消化和吸收就會延遲，腸道會拚命吸收水分，結果糞便變得硬梆梆。

換句話說，便祕就是體內的廚餘腐爛，形成只對壞菌有利的環境。蠕動也會減弱，陷入便祕拖得更長的惡性循環，迷走神經會愈來愈紊亂。

解決這項問題的關鍵在於腸道喜歡規律運動。比如說，飲食的時間或次數當中，最讓腸道愉悅的是在一天早午晚固定的時間吃3次。

正在節食卻不太運動的人當中，或許也有人認為一天兩餐或一餐就夠了。前面告訴過各位，充分活動腸道是給予刺激的關鍵，飲食就是對腸道來說最大且最有吸引力的刺激。

一天刺激3次，間隔的時間恰到好處，就能讓腸道愉悅。最佳的時間是每隔6小時食用早餐、午餐和晚餐。

空出6小時之後，食物就會完全消化。

消化結束後，腸道會大幅收縮，進行所謂的複合位移運動（Migrating Motor Complex），透過具有殺菌性的消化液，處理掉留在腸道的殘渣和以殘渣為食的壞菌，調節腸道環境。

這段打掃時間對於維持腸道正常運作相當重要。頻頻吃零食的習慣會妨礙腸道打掃的時間，導致壞菌增加，應該要戒掉。

一天盡量在固定的時間吃三餐，這對腸道和迷走神經來說都是最適合的。留意腸道的生活能確實地調節迷走神經。反過來說，只要活化迷走神經，腸道也會恢復精力。

留意迷走神經的生活，就是依靠腸道，照顧腸道，並且悉心培育腸道菌。

第3章

調節迷走神經的呼吸法

無論吸收再多營養，少了這個就無法轉化爲能量

呼吸是如何調節迷走神經的呢？

在告訴各位方法前，請挺直胸膛，將雙手的指尖放在鎖骨下方。

大幅深呼吸之後，指尖應該會感覺到皮膚隆起。這是因為肺部大幅膨脹，牽動了周圍的肌肉活動。

肺部位於從鎖骨內側的「肺尖」到肋骨下方的「肺底」，是占據胸部大部分空間的器官。

你平常會充分使用這個龐大的肺部呼吸嗎？

是否會深呼吸到鎖骨一帶隆起的程度嗎？

關於呼吸的重要性，我們就以動畫《鬼滅之刃》當中，主角炭治郎與鬼對峙，出招之前會做的「全集中呼吸法」來思考一下。

「全集中呼吸法」在作品當中是這樣說明的，

「為了讓氧氣進入身體各個角落的細胞一樣，專注於深長的呼吸。如此便能提升身體的治癒力，讓精神穩定有活力。」

或者，

「讓更多更多的空氣進入血液，血液在受到刺激時，骨頭與肌肉就會緊急發熱，變得更強壯。」

我常說健康是「能夠將多少優質的血液送到一個個細胞中」。對我而言，「全集中呼吸法」這項觀念是十分合理的。

平常我們生活時沒有意識到呼吸，往往會忘了它的重要性。

為了生存就絕對需要能量，而許多人卻不知道呼吸會對此發揮重要作用。

人和動物若沒有從食物中吸收營養就無法生存。第二章也提到，食物會藉由唾液和消化液分解，轉變為容易吸收的葡萄糖等營養物質，再透過腸道吸納到血液當中。

然而，單憑吸收營養並不足以轉化為能量。**藉由呼吸攝取的氧氣和營養結合之後，才會產生生存所需的能量。**

我們一分鐘呼吸12～20次，一天吸氣和吐氣2萬～2萬5千次。呼吸不只會發揮重要的功能，將氧氣和營養結合，讓血液遍及全身，同時也可以讓內心平靜。

這是因為呼吸和自律神經有著密切的關係。

透過有意識地運用整個肺部進行呼吸，讓鎖骨周圍隆起，從而調節自律神經。

更進一步來說，**透過緩慢深長的呼吸，迷走神經會受到刺激，進而讓身心達到平衡安定。**

呼吸可以靠自己的意識控制

那麼，要怎麼特意呼吸，以便調節迷走神經呢？

進入正題之前，先詳細說明一下呼吸和自律神經的關係吧。

呼吸就和脈搏、消化及吸收一樣，都是由自律神經調節的。就算沒有特意叫自己「要呼吸」，我們也會自然地進行呼吸。即使在睡覺時，呼吸也不會停止。就和心臟搏動與自己的意識無關一樣，即使在就寢當中自律神經也會控制呼吸，充分活動肺部。

然而，呼吸就是和脈搏、消化及吸收不同。

比如說，就算心想「快點消化食物」，腸道活動也不會因此活躍起來。脈搏跳得很快時就算希望「慢下來」，也是免談。

不過，呼吸卻不同，我們可以將意識集中在呼吸上，控制其速度或深淺。

換句話說，**呼吸是可以靠人的意識來改變的**。

我們在緊張的情境下常會深呼吸，因為透過有意識的深呼吸，就可以找回平靜。

沒錯，我們會憑自己的意志調整本該由自律神經支配的呼吸，而且能透過深呼吸親身實際感受到「靜心」。

那麼，為什麼深呼吸之後會「靜心」呢？

「深呼吸」和「靜心」的機制

關於靜心的機制，只要想想微血管的流動就很好懂了。

只要用測量微血管血液量的機器來檢查，就會發現呼吸停止的瞬間，血液很難流進微血管。

反過來也會知道，重新開始呼吸之後，血液就會順暢地流進微血管。

換句話說，**緊張時只要深呼吸就可以讓內心平靜下來，是因為微血管的血液量增加的緣故**。

藉由緩慢而深沉的呼吸，可以刺激迷走神經。這一點後面將會詳細說明，深呼吸到最後血管就會擴張，血液會順暢地流到微血管。

當血液循環變好時，肌肉就會處於舒緩的狀態，身體也會感到放鬆。這就是深呼吸能讓內心平靜的原因。

就像這樣，我們在不知不覺中巧妙控制自律神經支配下的呼吸，來調節自律神經。

然而，在壓力重重的現代社會，習慣呼吸又快又淺的人占了絕大多數。

不只是這樣，我們似乎都忘了與生俱來能「靜心」的方法，就是緩慢的深呼吸。

在禪的世界中，呼吸的關鍵不在於「做」，而是「請容許我這樣做」的心態。

就因為活在充滿壓力，充斥各種要素擾亂身心的時代，才要記得以「請容許我」的心態，有意識地關注呼吸。

現代人的呼吸太淺又太快

有句話説「屏住呼吸」，人往往會在進行細微的作業時停住呼吸。因為從事細膩的工作時，就連呼吸引起的身體輕微震動都會妨礙做事。

活在現在的人們，就算說常常處於「屏住呼吸」的狀態也不為過。因為壓力和不安，讓人們每天過得像是忘記了呼吸一樣。

現代人呼吸特別淺又特別快，是因為交感神經過度作用。假如自律神經的翹翹板大幅傾向交感神經，呼吸就會變得又淺又快。

假如**一分鐘呼吸超過20次，就是交感神經過度興奮的信號**。以汽車來比喻的話，就是沒有察覺到剎車壞了，總是油門全開在奔馳。

另外，駝背增加也是習慣呼吸又快又淺的主要因素之一。

從早起到睡前，我們都盯著智慧型手機。職場上長時間伏案工作，回到家身體就一直靠在沙發上。

要是長期維持這樣不良的姿勢，頭部就會往前傾，背部就會弓起來。

呼吸時空氣流通的氣管（呼吸道）就和吸管一樣。

頭往前傾，脖子彎成「く」字形的時間一長，就會壓迫氣管，使呼吸變淺。假如氣管像可彎吸管一樣有摺皺的部分，情況可能會有所不同，但氣管實際上沒有這樣的功能。

還有，要是背部弓起來，「胸廓」的可動範圍就會變得狹窄。

胸廓由肋骨和胸椎組成，像一個「結實的籠子」，其主要功能是保護心臟和肺部。詳情將會在後面描述，胸廓會配合呼吸柔軟地膨脹或收縮。一旦長期維持駝背的姿勢，胸廓就會受到壓迫，無法充分地膨脹或收縮。

附帶一提，迷走神經是從大腦的「延髓」出發，穿過頸部，再分支到內臟。

假如脖子往前傾，背部弓起來，迷走神經這條「資訊通道」顯然也就不能通行無阻。

再者，維持頭部往前傾的駝背姿勢，將會壓迫頸部的粗大血管，不只是大腦，全身的血液循環都會變差。

胃腸也會長期受到壓迫，功能也會減弱。最後自律神經的平衡就會更加紊亂，免疫力低落，招來各式各樣的疾病。

習慣戴口罩用嘴呼吸造成的健康傷害

我們不能忘了新冠疫情期間養成的戴口罩習慣，導致呼吸的品質低落。

戴上口罩後，口鼻就會遭到覆蓋，對呼吸造成負擔，使得呼吸在不知不覺間變淺。

而且，平常可以慢慢深呼吸取得平衡，但在口罩貼在嘴巴上之後，就無法順利做到這件事。相信也有很多人不敢深呼吸吧。

戴口罩的習慣會讓呼吸變淺，用嘴巴而非鼻子呼吸的人越來越多，這也是一大問題。

眾所皆知，用鼻子呼吸送進來的空氣會讓大腦冷靜，以車子為比喻就是像散熱器發揮冷卻的功能。鼻子當中會調節溫度，以免冷空氣直接混進肺部。

另外，鼻子的黏膜是身體防禦機制的最前線。假如用鼻子呼吸，就會捕捉空氣中含有的細菌和病毒，能夠單單將乾淨的空氣送到肺部。

但如果只用嘴巴呼吸，也就無法冷卻大腦。冷空氣會直接進入肺部，而且空氣當中仍然含有病毒和細菌。

就像這樣，用鼻子呼吸對健康好處很大，換作用嘴巴呼吸就得不到了。

鼻子深處的鼻竇會製造大量一氧化氮，用鼻子呼吸時，一氧化氮也會和氧氣一起運到肺部。

一氧化氮能夠軟化血管，最重要的是能夠增加肺部當中血液攝取的氧氣量。

然而，長期戴口罩的習慣會讓呼吸品質低落。結果，現代人就陷入慢性的氧氣不足狀態。

也就是說，這會對自律神經和迷走神經的功能和平衡產生不良影響。

小病小痛的原因在於迷走神經功能低下

雖然還不到要去醫院的程度，卻總覺得身體不適。

最近常會聽到這樣的煩惱。

2022年，以中藥聞名的津村股份公司（Tsumura & Co.）公布了《第二次常見身體不適的實況調查》結果，調查對象是一千八百名名20～40歲的男女。

調查指出，83.3%的女性實際感受到「身體不適」。

不適症狀的前幾名依序為「疲勞、無力」占62.5%，「肩膀酸痛」占54.9%，「頭痛」占53.5%。

類似這種人人都會發生的「小病小痛」，也和呼吸、自律神經及迷走神經息息相關。

日本厚生勞動省《國民生活基礎調查》（2022年）也指出，**女性自覺到的症狀第一名是「肩膀酸痛」**。

簡單來說，肩膀酸痛是肩膀周圍肌肉的血流凝滯，導致疲勞物質累積而發生的現象。我們肌肉的表面分布著微血管，而與粗大的血管相比，微血管的血流更容易凝滯，因此肌肉很快就會僵硬。

為了緩解肌肉僵硬後的「酸痛」，人們會用揉、搓等方式按摩，但這不代表肌肉舒展後酸痛就會消失，而是因為微血管的血流改善，沖掉疲勞物質所產生的功效。

因此，就算酸痛得到紓解，一段時間後微血管也會再次凝滯，肩膀酸痛也會捲土重來。

如果能常常注意慢慢深呼吸，迷走神經不用說，呼吸相關的肌肉也會充分活動。

肩胛骨周圍的肌肉也會活動，促進該部位附近微血管的血液循環，也就能緩解「肩膀酸痛」的不適。

另外，迷走神經受到刺激後，也會調節自律神經的平衡，改善全身的血液循環。

容易腰痛、怕冷體質者常見的呼吸方式

與年紀增長或外傷不同，去醫院也找不出原因的「腰痛」，也和呼吸密切相關。

原因不明的腰痛占了所有腰痛將近9成，稱為「心因性腰痛」，這種腰痛是因為壓力或不注意健康導致自律神經紊亂而引起的。

受此腰痛困擾的人普遍有個共通點，就是「呼吸淺短」。

消除這種原因不明腰痛的第一步就是**轉移注意力到「原因在於壓力」上。接著，要記得用深呼吸調節自律神經的平衡**。

當我們做深呼吸時，腹部會隨之鼓起或凹陷，這時施加在腹部上的壓力就是「腹壓」。

腹壓一高，就會鍛鍊到腹部周圍的深層肌肉，體幹因而穩定下來。如此一來，腰部的負擔就會減輕。

按摩和舒展也消除不了肩膀酸痛，或是針灸和貼膏布也改善不了腰痛的人，請將注意力轉移到呼吸上。

再者，女性好發的「怕冷體質」能否消除，也會受呼吸影響。

絕大多數擁有怕冷體質，手腳末端會變冷的人，其特徵在於交感神經過度活躍，呼吸淺短。

尤其是在夏天手指或腳趾也會感到冷的人，最好將重點放在留意呼吸上。

近年來，為了「沒有理由的疲勞」而煩惱的人正急遽增加。明明既沒有激烈運動，也不是在長時間工作之後，但就算睡覺和休息也沒有消除疲勞。

「沒有理由的疲勞」也是呼吸惡化的原因之一。

假如沒有累到那麼嚴重，許多人往往會置之不理。不過，請各位**把沒有特別理由的疲勞當成身心不適的警訊**。

除了上述提到的「小病小痛」以外，最近為了原因不明的頭痛、心悸、暈眩、便祕、皮膚粗糙等問題煩惱的人也不少。

這些問題別就這樣置之不理，首先要重新審視呼吸。

「鍛鍊肺部」的真正意義

目前為止，已經告訴過各位，呼吸對於調節自律神經的平衡有多麼重要。可以想見，鍛鍊肺部對於恢復良好的呼吸有多麼重要。

然而，就算意識到這點，也不能直接鍛鍊「肺部本身」。那麼，該怎麼「鍛鍊肺部」才好呢？

首先，需要了解肺部的結構。

呼吸後，空氣會進入氣管。氣管左右分支，成為「支氣管」，分別連接左右兩肺。

左右分支的支氣管會進一步分叉，最終變成直徑約0.5公釐的大小。

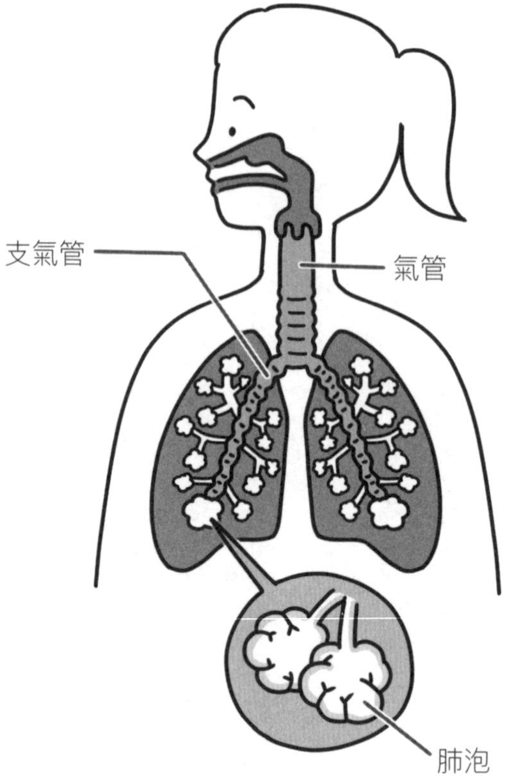

支氣管分支前端的部位稱為「肺泡」。

據說肺部當中有3～6億個肺泡。

呼吸的本質是進行氧氣和二氧化碳的氣體交換，其中肺泡就扮演重要的角色。

肺泡周圍布滿了如網狀的微血管，全身循環的血液經過心臟後，最後抵達肺泡，在此排出二氧化碳。

同時，肺泡當中的氧氣會被吸納到血液當中。

然而，肺泡會隨著年齡增長而逐漸破損。而且遺憾的是，肺泡一旦破損之後就無法再生。

年紀漸長後，呼吸變淺是無可避免的事。

不過沒有必要放棄。

胸廓容納著肺部，而擴充胸廓的活動範圍，提升肺部功能是相當可行的。

其實，肺部本身並沒有膨脹或收縮的功能。

我們平常不自覺進行的呼吸，是由圍繞胸廓的「肋間肌」（intercostal muscle）、「橫膈膜」等所謂的「呼吸肌」的肌肉運動所驅動，胸廓反覆擴張和收縮，從而帶動肺部的膨脹和收縮。

假如知道橫膈膜怎麼運作，應該更容易理解這一點。不妨試著在想像橫膈膜運動的同時，進行深呼吸。

吸氣時，橫膈膜會收縮並向下移動。胸廓受到橫膈膜牽引而膨脹，讓空氣進入。

吐氣時，橫膈膜會伸展並向上移動。原本橫膈膜是半圓形，這時會恢復原樣。如此一來，胸廓就會被橫膈膜頂上去而縮小，能將裡面的空氣擠到外面去。

就像這樣，肋間肌和橫膈膜這些幫助呼吸的「呼吸肌」會互相合作，藉由伸縮來活動肺部。

換句話說，**「鍛鍊肺部」就是提升呼吸肌的柔軟度，順利擴張胸廓**。

「強肺」體操——肋骨摩擦體操

那麼，我們就來介紹具體的方法。這是稱為**「肋骨摩擦體操」**的體操。

●肋骨摩擦體操●

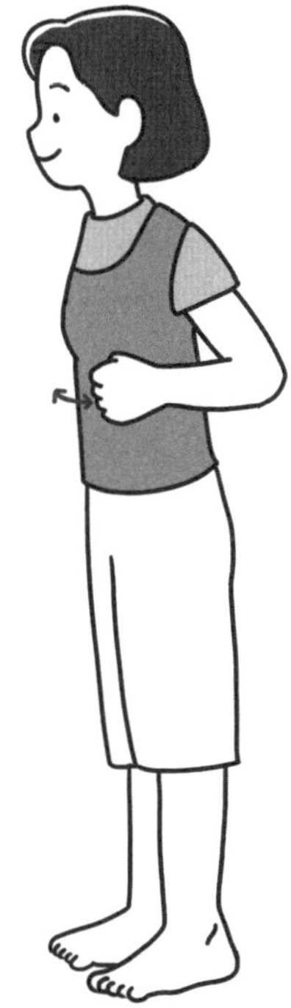

拇指不要插進
拳頭當中！

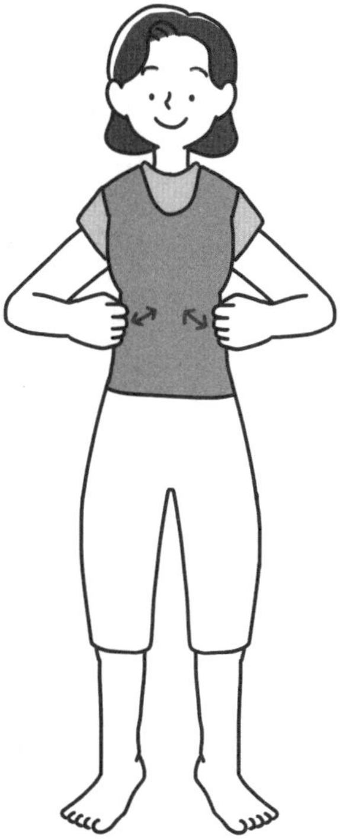

握住拳頭
摩擦肋骨

就如第99頁的插圖所示，要在背骨挺直的狀態下站立，胸部稍微往前挺出，雙手握拳抵在心窩一帶（胸骨下方的凹陷處）。這時拇指一定要伸出拳頭外。要是拇指放入拳頭內，交感神經就會變得優勢，不利於放鬆。

接著就在這個狀態下朝側面左右摩擦肋骨。一次做30秒，一天做3次。當然，也可以在想到的時候再做。

如何利用呼吸肌刺激迷走神經

終於要進入正題，談談呼吸和迷走神經的緊密關係。正確來說，就是呼吸肌的活動會影響迷走神經。

在呼吸時，上下大幅運動的橫膈膜周圍，分布著密集的自律神經，這讓我們就算沒有自覺也可以呼吸。

換句話說，**橫膈膜的動作愈大，就愈會刺激自律神經，翹翹板的平衡會愈協調**。

這裡的重點在於，**胸廓這個「結實的籠子」當中有幾個「壓力感受器」（baroreceptor）**。壓力感受器就像感受按壓刺激的神經感測器一樣，透過吐氣，感測器就會作用。

吐氣之後胸廓會收縮，胸腔內的壓力會上升。結果就會不斷對壓力感受器施加壓力，刺激自律神經。

前面提到平常無意識的呼吸，是肋間肌和橫膈膜這些呼吸肌在伸縮，但在懷著意識慢慢深深吐氣後，呼吸肌以外的「內肋間肌」、「腹直肌」及「腹斜肌」等其他肌肉就會動起來。

這些肌肉說起來就是呼吸肌當中的「輔助員」。

只要加上輔助員的力量，胸腔內的壓力就會上升更多，刺激壓力感受器。

雖然無須連困難的醫學術語或機制都要背下來，但請記得**吐氣時間愈長，肺部的感測器就愈會起反應**。

調節迷走神經的「1：2呼吸法」

令人驚訝的是，壓力感受器主要是由迷走神經所支配。

所以要慢慢地、深深地吐氣。拉長吐氣時間之後，就會提振負責休息和放鬆的迷走神經，進一步調節自律神經的平衡。

話雖如此，但在緊張時、焦急時，或是快要接近恐慌時，就算突然想要慢慢深呼吸，或許也很難順利實踐。

接下來要介紹的「1：2呼吸法」（調節迷走神經的呼吸法），我建議從平常就要留意和實踐。

①雙腳打開與肩同寬，背部挺直站立。放鬆肩膀，雙手抵住側腹，輕輕夾住肋骨的下方。

②放鬆的狀態下，從鼻子吸氣3～4秒。

③從嘴巴慢慢吐氣6～8秒。上半身輕輕往前傾，雙手將側腹的肉推擠到肚臍那邊，給予適度的刺激。

關鍵在於**留意吐氣更甚於吸氣，以1：2的比例進行呼吸**。假如吸氣3秒就要吐氣6秒。以吸氣時間的兩倍長度慢慢吐氣，進而充分活動呼吸肌。

這樣一來，不只會調節迷走神經，也可望活絡腸道的蠕動功能。

●1：2呼吸法●

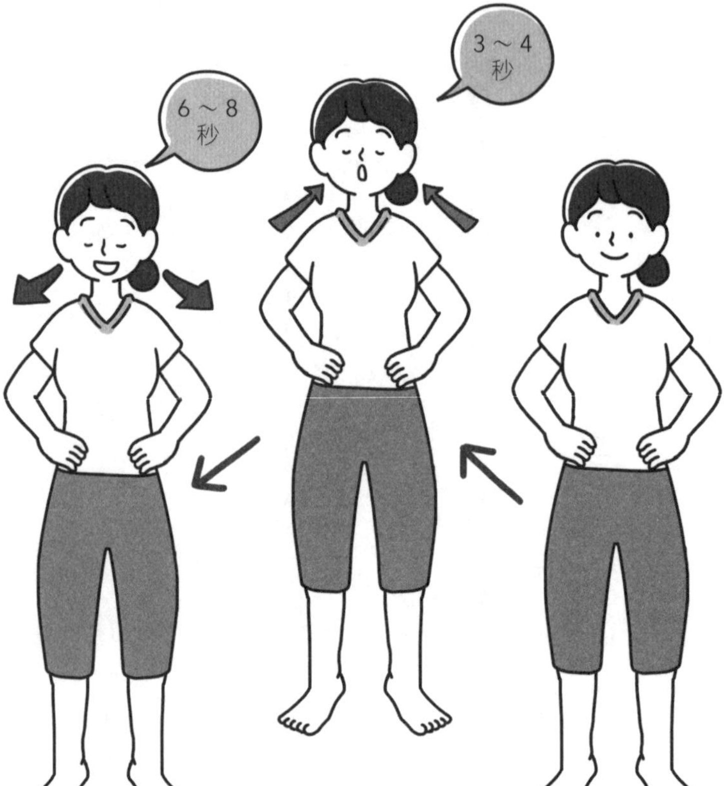

雙手抵住腹部，用1：2的比率深呼吸

「嘆氣」是恢復身心的最佳呼吸法

前面告訴過各位，花時間緩慢深長地吐氣是調節迷走神經的關鍵。其實我們在不知不覺間，透過某個動作而「長長地吐氣」。那個動作就是「嘆氣」。

遇到討厭的事情或令人擔心的情況時，我們常常會不自覺地唉聲嘆氣。雖然人們多半會負面地認為「嘆氣會讓幸福溜走」，但從自律神經的觀點來看，嘆氣則是一種恢復身心狀況的絕妙方法。

當我們承受煩惱或擔憂時，呼吸就會又快又淺。

一旦這個狀態長期持續，身體會缺乏足夠的氧氣，大腦和身體的功能就會慢性下降，腦子總會閃過負面的事情。

如此一來，負面的惡性循環就會形成。

在這種情況下，請唉聲嘆氣，長長吐息。

長長吐息之後，身體就會渴望「給我更多氧氣」，接著就會充分吸納新氧氣。

嘆氣也可說是一種防衛反應，能夠刺激迷走神經，從氧氣不足的狀態恢復過來。

透過刺激迷走神經所產生的種種生理現象

刺激迷走神經——雖然這可能很難想像，但還有某些行為和嘆氣一樣，會在無意識間刺激迷走神經。

比如要止住「打嗝」時，很多人會將食指插進雙耳，或是從杯子另一邊的杯緣喝水。

這些行為都利用了迷走神經的刺激機制。

打嗝是橫膈膜強烈收縮、急遽吸氣的同時，聲帶「啪噠」一聲關上所發生的現象。

雖然打嗝放著不管就會自然停止，但如果需要立即緩解，就將食指插進雙耳一段時間。這個方法有效的原因在於耳洞和耳後遍布迷走神經。

將手指插進耳朵之後，就會刺激迷走神經，舒緩橫膈膜的緊繃，進而抑制打嗝。

另外，從杯子另一邊的杯緣喝水，據說也會抑制打嗝。

這是因為加強前傾的姿勢之後，就能帶來舒緩橫膈膜的功效，同時也刺激了與迷走神經功能類似的「舌咽神經」（掌管舌頭三分之一的味覺和唾液分泌）。

我們吞下食物時，舌咽神經和迷走神經會密切參與其中。刺激這兩條神經，可有效抑制打嗝。

另外，不只是打嗝，喉嚨有異物也會咳出來對吧，這時也是迷走神經在發揮作用。

咳嗽是將異物附著在喉嚨黏膜上的這項「資訊」，從迷走神經傳遞至延髓，再從那裡對呼吸肌下達「用力吐氣」的指示，將異物吐到外面去。

若喉嚨有異物，迷走神經卻沒有充分發揮作用會怎麼樣呢？光是想像就覺得可怕。

在日常生活中，我們的生命仰賴於迷走神經的運作。而且還藉由刺激迷走神經，能夠享受「舒適」的生活。

然而，我們生活在現代，仍然不能充分享受到迷走神經的好處。想在這個時代順利生存，就需要記得在呼吸時意識到迷走神經。

第4章

調節迷走神經的睡眠法則

迷走神經的效能由「睡眠力」決定

本章要從睡眠和迷走神經的關係，告訴各位調節迷走神經平衡的方法。

因為「睡眠力」低落會導致自律神經的平衡大幅傾斜。

即使是身體再怎麼好的人，即使是原本自律神經的平衡就很好的人，一旦睡眠不足，自律神經的平衡也會輕易崩壞。

厚生勞動省《國民健康暨營養調查》（2019年）指出，女性回答「整體睡眠品質未滿足」的比例，「二十幾歲」當中占29.3％，「三十幾歲」當中占32.6％，「四十幾歲」當中占26.5％。睡眠時間方面，回答「睡眠時間未滿6小時」的女性則升到40.6％。

經濟合作暨發展組織（OECD）的調查（2021年）結果指出，日本人平均睡眠時間為7小時22分，在33個國家（平均8小時28分）當中排名墊底。另外還發現日本女性比男性短了13分鐘。

日本女性睡眠時間短的背後，據說與工作環境、育兒及家務分擔的問題有關，以致波及到睡眠時間。

雖然人們把「睡眠對健康很重要」說得理所當然，不過現在正是應該更加貪心地重視睡眠的時候。

2023年，美國芝加哥大學的研究團隊以504個人為對象，調查接種疫苗後的抗體反應。從報告中可知，「未滿6小時」的睡眠不足狀態下，抗體反應會明顯低落。

簡單來說，接種疫苗是為了培養「永遠不會再次感染或發病的身體」，抗體會擊退病毒。

就如第二章所提過，自律神經的平衡和免疫力的高低是連帶的。換句話說，各位應該知道睡眠不足會讓迷走神經的功能衰退，減弱身體的防禦能力。

一旦睡眠力低落，迷走神經就不會充分發揮作用。

還有研究報告調查過，要是在睡眠不足時進行針灸治療，效果會怎麼變化。原本迷走神經和其他副交感神經的放鬆效能就很高，藉由針灸治療可以刺激這些地方的穴道。只要提升其效能，就會改善血液循環，增進治療功效。

然而，就算在睡眠不足的狀態下針灸，也不會活化副交感神經，亦即迷走神經。不只是接種疫苗或針灸治療。無論接受什麼樣的醫學治療，一旦處於睡眠不足的狀態，效果也會減半。

即使如此，在我們的社會中，輕視睡眠的風氣也根深柢固。

我們常聽到「廢寢忘食」，特別是自認為「很努力」的人，往往會將縮短睡眠時間視為美德。

那是大錯特錯。

「犧牲睡眠」的觀念如今已經過時了，我們要從認識這一點做起。

自律神經與生活步調密不可分

相信各位明白睡眠很重要，不過說到底，為什麼人要睡眠呢？

答案很簡單。人類這種生物從太古以來，就重複著在白天積極活動，晚上為了休息而睡覺的生活。每逢太陽東升天色明亮就會醒來，每逢太陽西沉天色變暗就會入眠。

人類不斷持續白天起床、晚上睡眠的循環。

這個循環是銘刻在人體內生理時鐘的生活步調，無法推翻其根基。直到不久之前，我們生活還是隨著日出起床，白日揮汗工作，日落後回家，然後在微暗的燈光下度過靜謐的夜晚。

如今即使在夜裡，也是生活在明亮的燈光圍繞之下。即使下班回家，家中也會開著明亮的燈光。只要打開電視就能24小時觀看。就算關了燈處在黑暗中，智慧型手機的燈光也會強烈地照射到我們的臉上。還有不少人因為加班或把工作帶回家，面對著發出強光的電腦。

我們的生活已大幅改變，但體內生理時鐘的步調卻無法輕易調整適應。

進一步來說，我們的生理節奏是受到太陽強烈光線刺激所塑造的「白天清醒，晚上入眠」模式，而且這個節奏天生不易被打亂。

夾在長年深植於身體裡的「生活步調」和「因社會和科技而改變的生活」之間，讓自律神經無所適從。

或許理想的睡眠方法是要配合自古以來就遵循的生活步調，但現實是難以順利做到這一點。

說起來，比起像過去那樣因為白天的肉體活動而疲勞，現代人更常因為日間的工作或人際關係的壓力而導致精神疲勞。

為什麼要睡眠——總之在精神焦慮的現代社會當中要秉持一項觀念，就是為了**調節自律神經平衡而睡眠**。

另外，要掌握調節迷走神經的關鍵，則取決於能否充分採取「優質的睡眠」。

調節迷走神經的理想睡眠條件

良好的睡眠是什麼呢？

當然不是睡得久就好。目前已經知道，睡眠時間過長與較高死亡率和各種疾病有所關連。

那麼，要睡幾小時才好呢？

每個人的睡眠時間差異很大，美國加州大學的研究指出，**「為了消除疲勞與壓力，並恢復活動精力，所需的睡眠時間是先天決定的」**。

換句話說，因為是與生俱來，所以有些人即使睡眠時間短，也不會影響身心。

而且，睡眠時間也會依年齡而異。

不過，2002年美國一項約110萬人規模的調查「睡眠時間和健康的關係」指出，死亡率最低的睡眠時間是約7小時（6.5～7.5小時）。名古屋大學以10萬人為對象的調查也得出類似的結果。

換句話說，就是要記得**將「約7小時」當成一個參考標準，確保適當的睡眠時間契合現在的自己**。

不過要注意的是，要是對睡眠時間過於神經質，可能適得其反，導致更難入睡。

無論時間多寡，皆可用以下5個標準判斷睡得好不好。

①入睡所花的時間
②半夜醒來的次數（之後是否入眠）
③比預定的時間還要早起嗎（之後是否入眠）
④起床的身體狀況
⑤白天是否感到睡意

判斷睡得好不好最直接的方法，就是充分確認④「起床的身體狀況」。**早起時是否「感到神清氣爽」**，是判斷睡眠是否良好的一大重點。

另外，⑤「白天是否感到睡意」也可以幫助檢視自己的「睡眠力」。

除了起床4個小時後的睡意，也要審視自己的身體狀況。

人在起床的4小時後，腦袋就會充分發揮作用。假如早上7點起床的人，到了11點就失去專注力或突然感到疲勞，就有可能是睡眠不充足。

無法獲得優質睡眠的原因在於，白天「稍微優勢」的交感神經到了夜晚也無法平靜下來，仍處於活躍狀態。

也就是說，原本迷走神經等副交感神經到了晚上就該傾向「稍微優勢」，卻沒有充分運作，就這樣迎向隔天早晨。

晚上副交感神經本該變得優勢，卻沒有發揮功能，就這樣轉而進行隔天的活動，對於維持自律神經的平衡來看，可以說是最糟糕的情況。

從健康損害看「睡眠力」的重要性

目前為止已經談過睡眠、自律神經以及迷走神經的關係。在介紹具體的睡眠方法之前，我要告訴各位睡眠力低落對健康的影響。

睡眠力低落帶給健康的不良影響無法估計。

2023年，北海道大學研究所尖端生命科學研究院的研究團隊公布一項調查結果，他們對住在北海道壽都町35個人的睡眠記進行了詳細分析，調查睡眠不足對腸道環境有什麼樣的影響。從結果可以看出，睡眠時間愈短的人，「α防禦素」（alpha defensin）這項物質的分泌量就愈會減少。一旦這項物質減少，腸道環境就會大為紊亂。

α防禦素是某些腸道菌以膳食纖維為餌食所製造出的物質，**能夠攻擊入侵腸道的病原體**。

據說，這也會影響提升免疫力的好菌。

相信也有很多人聽過「褪黑激素」（melatonin）這個詞。褪黑激素號稱睡眠荷爾蒙，是以幸福荷爾蒙「血清素」為材料製造而成。第二章告訴過各位，血清素約有90％是在腸道製造出來的。換句話說，要是腸道環境惡化，褪黑激素就無法順利製造。

一旦腸道環境紊亂，就會陷入睡眠能力每況愈下的惡性循環。

睡眠不足不但危害腸道環境，也會讓血管大幅受損。

前面告訴過各位，要是無法獲得優質的睡眠，原本應該擴張血管的副交感神經就會停擺，交感神經會處於優勢的狀態。

因為血管收縮，血液要流過變窄的血管，所以會拉高血壓試圖改善流動。這就是慢性高血壓的原因。

血壓升高會使血管變得脆弱，容易形成血栓（血液凝塊）。要是血栓堵在心臟，就會引發心肌梗塞；要是抵達大腦，就會引發腦梗塞。即使高血壓過高，通常也不會感覺到明顯的症狀，所以才被稱為「沉默的殺手」。

再者，睡眠不足也會增加罹患糖尿病的風險。

全球多篇論文的研究歸納出，睡眠時間少於6小時的人，與6～8小時的人相比，糖尿病的風險多出28%。

睡眠異常會擾亂飲食、運動等其他生活習慣，自律神經的平衡也會崩潰。管控各種荷爾蒙分泌的迷走神經會失去功能，從而影響對食慾和能量平衡發揮的作用的賀爾蒙——「瘦蛋白」（leptin）和「飢餓素」（ghrelin）。

假如抑制食慾的瘦蛋白減少分泌，而提升食慾的飢餓素增加分泌，當然也就會促進肥胖。

再者，要是睡眠不足和肥胖碰在一起，抑制血糖值上升的荷爾蒙「胰島素」功效就會變差。這正是導致糖尿病發作的原因之一。

一旦疏忽睡眠，就會擾亂迷走神經——結果就會保不住自律神經的平衡。在不知不覺中，健康會因為不斷累積的「傷害」而引發嚴重的疾病。

睡眠不足會引發腦部和心理的障礙

此外，國立精神暨神經醫療研究中心精神保健研究所發表的《睡眠不足帶給精神層面影響的相關調查》（2013年），也可以看到一些耐人尋味的結果。

這個實驗是將健康男性的睡眠時間分為「8小時」和「4小時」兩組人加以調查，結果發現「4小時」的那組人，其道德行為變得低落。

換句話說，**要是睡眠不足，就有可能降低分辨社會善惡的能力**。

睡眠不足會活化腦中對負面情緒刺激特別有反應的「杏仁核」（amygdala）。杏仁核又稱為「憤怒的發源地」，要是作用強烈，可能導致無法分辨善惡，做出蠻橫無理的行為。

一再做出職權霸凌或顧客騷擾等令人不快行為的人，或許背後存在著睡眠品質不佳的問題。

另外，睡眠不足容易引發憂鬱症也是廣為人知。據說憂鬱症患者約9成有某種程度的睡眠障礙。

再者也有人指出，沒睡好會提高失智症發病的風險。

阿茲海默型失智症（Alzheimer's disease）占了失智症的6成，原因之一在於「β類澱粉蛋白」（amyloid beta）這個蛋白質的「廢棄物」。

大腦中有腦脊髓液在流動，本來會沖掉β類澱粉蛋白之類的毒素，但令人驚訝的是，**睡眠中的排出速度是清醒時的2倍以上**。

附帶一提，就寢時最能提升大腦廢棄物排出速度的是**「非快速動眼睡眠」**。

這裡來稍微說明一下「快速動眼睡眠」和「非快速動眼睡眠」的相關知識。

快速動眼睡眠是淺層睡眠，雖然身體在睡覺，但大腦仍在活躍運作。眼球也會骨碌骨碌轉動，還會做夢。

簡單來說，快速動眼睡眠就是「為了消除身體緊繃而睡眠」。

反觀非快速動眼睡眠，則是一種深層睡眠。這時大腦會充分休息，眼球不會轉動，也不做夢。

說起來，非快速動眼睡眠就是「讓大腦休息的睡眠」。

睡眠是以快速動眼睡眠和非快速動眼睡眠為一組（約90分鐘）重複4～5次。進入睡眠之後，就會先從非快速動眼睡眠開始。

第一個到來的非快速動眼睡眠，是一晚當中睡眠最深的時間。之後，非快速動眼睡眠和快速動眼睡眠就會重複進行，同時讓睡眠慢慢變淺，迎向早晨。

前面告訴過各位，睡眠當中包含迷走神經在內的副交感神經會變得優勢，不過**正確來說，應該是非快速動眼睡眠的時候**。快速動眼睡眠當中，血壓、心跳數或呼吸等要素愈是大幅變動，交感神經也愈會充分發揮作用。

為了調節迷走神經，希望各位能充分利用就寢後隨即展開的最深睡眠。

能夠調節迷走神經，幫助睡眠的早晨行爲

那麼到底要怎麼做，才能藉由睡眠來調節迷走神經呢？

掌握其命運的其實是早晨的行為。

早晨是一天的開始，這時會從副交感神經（包含迷走神經在內）的「休息模式」，切換為交感神經的「活動模式」。**順利切換自律神經，就會掌握傍晚之後建立放鬆模式的關鍵**。

假如早晨匆匆忙忙地度過，自律神經的平衡就不會順利切換，而持續紊亂一整天。假如可以的話，記得起床時間要保持固定，內心懷著餘裕度過早晨。

還有，請各位要養成接下來介紹的「好眠早晨習慣」。

◆沐浴在陽光當中

早晨是生理時鐘再度規律運轉的時刻，讓生理時鐘動起來的就是「光線刺激」。

在我們的眼睛深處有一顆重設生理時鐘的按鈕，稱為「視交叉上核」（suprachiasmatic nucleus）。陽光進入我們的眼睛之後，就會按壓這顆按鈕進行重設。

另外，生理時鐘規律運轉之後，大腦內部就會分泌神經傳導物質「食慾素」（orexin）。說起來，食慾素就是讓腦子醒來的「輔助者」，能夠穩住清醒的狀態。

即使是太陽沒出來的陰天或雨天，「自然光」也有莫大的作用，請養成**早起後立刻打開窗簾的習慣**。一般照明的亮度是500～1000勒克斯（lux），陽光是一般照明的10倍。沐浴在朝陽中會帶來多少「清醒的刺激」，答案一目了然。

只要重設生理時鐘，睡眠荷爾蒙「褪黑激素」就會停止分泌，不可思議的是，14～16個小時之後，計時器就會開始動起來，再次分泌這種成分。

◆吃早餐

轉動生理時鐘的除了「光線刺激」之外，也和「飲食刺激」密切相關。就和第二章建議一口氣喝一杯水一樣，藉由早餐讓腸道動起來之後，就可以找回生理時鐘的步調。

吃早餐會讓腸道動起來，提高體溫，還可以補充能量開啟一天的活動，但也能進一步活化存在於體內所有細胞的「時鐘基因」（clock gene）。

時鐘基因與保持自律神經的平衡密切相關，能夠促進代謝和荷爾蒙的分泌，肩負各式各樣的職責以維持我們的健康。

總結來說，只要藉由「光線刺激」讓大腦醒來，藉由「飲食刺激」讓體內清醒，就無可挑剔了。

本來不吃早餐的人，請先從養成吃一根香蕉的習慣做起。香蕉富含必需胺基酸「色胺酸」和「維他命B6」，是睡眠荷爾蒙褪黑激素的材料。

附帶一提，相信也有很多人會在早起時，使用智慧型手機的「貪睡功能」。

就算關掉鬧鐘，之後每隔一定時間也會響起，似乎可以預防使用者睡回籠覺。

然而，從自律神經的觀點來看，則會讓人有點不放心。剛開始被鬧鐘叫醒時交感神經提高，再次昏昏沉沉睡去時，副交感神經變得優勢，接著再次被鬧鐘聲叫醒，交感神經提高……如此反覆下來，就怎麼也無法暢快醒來。請盡量在第一次鬧鐘響起時起床。

最理想的做法還是在陽光下起床。建議只需在睡前關燈開窗簾，或是選用透光的蕾絲窗簾即可。

爲了獲得良好的睡眠品質，白天應該注意的事

當然，想要睡得好，不只是白天怎麼過，**傍晚以後這段「睡眠助跑階段」要怎麼過**，也是重要的關鍵。

說得極端一點，就是需要在心態上「排除」一切妨礙睡眠的要素。

然而，我們生活在現代社會，周遭環繞著對香甜睡眠「喊停」的事物。

我們就從白天的生活方式開始，談談妨礙優質睡眠的要素。

◆咖啡因的攝取

許多人會喝咖啡或紅茶提神，但在傍晚以後則要節制。含在這些飲料當中的咖啡因，對睡眠的影響超乎想像。

相信各位知道，「腺苷」（adenosine）會在大腦內製造睡意，而咖啡因會阻礙這種化學物質的功能，以至於讓人睡不好。

咖啡因會在小腸內吸收，再運送到血液中。血液中咖啡因濃度在30～40分鐘後達到最高，並在2個半小時到4個半小時之間減半。換句話說，提神作用也可能會達到4小時以上。

假如要喝富含咖啡因的咖啡、紅茶或能量飲料，最好選在下午稍早的時間之前。

◆傍晚打瞌睡

想要睡得好，就需要在「睡眠能量」高的時間入眠。**這種睡眠能量稱為「睡眠壓」，想要在夜晚真正入眠，就要記得充分提升睡眠壓**。

腺苷會在白天活動時逐漸提升功能，能夠拉抬睡眠壓。因此，要是在傍晚小睡，就會錯失好不容易提升的睡眠壓。

有時在下班回家的電車內會受到睡意的誘惑，請稍微忍耐一下，將「夜間睡眠」放在第一位。

附帶一提，午餐後突然襲來的「午後睡意」就無須忍耐。假如可以的話，請確實撥出午睡時間，這會提升下午之後的成效表現。

不過，**午睡要在30分鐘以內結束**。睡得太多就會錯失睡眠壓，影響夜間的睡眠。

◆沉迷於社群網站

社群網站比想像中還會大幅擾亂自律神經的平衡。

這個方便的工具可以和陌生人輕鬆搭上線，或是知道熟人的近況，還有不少資訊會彰顯所謂的「現充」（日本流行語，指現實生活過得很充實的人）。社群網站會滿足想要獲得別人認可的「認可需求」，或是想要過度充分展現自我的「自我表現慾」。

暴露在別人的資訊當中，也常會覺得相形見絀或懷有心結。這樣一來，自律神經的平衡就會立刻紊亂。

然而，如果你能察覺到自己正在嫉妒或感到不安，那就另當別論。有所自覺就會客觀理解事物，防止與別人比較之後產生龐大的自卑感。

然而，要是沒有察覺到情緒遭到動搖，並過度沉迷於社群網站的話，的確會變成強烈的壓力，大幅妨礙良好的睡眠。

請各位牢牢記住，**社群網站具有擾亂內心、妨礙熟眠的一面**。

妨礙優質睡眠的睡前不當行爲

接下來要談談睡前要節制的行為。

◆睡前的飲食

想要睡得好，**就要記得在鑽進被窩3小時前用完餐**。

理由之一在於我們的腸道充分消化吸收食物所花的時間約為3小時。

另一個理由是假如在進食後馬上睡覺，自律神經就會紊亂。

剛開始用餐會因為「吃」這項行為感到刺激或快樂，交感神經會變得優勢。

之後，包含迷走神經在內的副交感神經就會開始運作，輔助消化吸收。

進食後馬上睡覺，就是在交感神經優勢的狀態下就寢。就寢期間胃部也會進行消化活動，所以大腦會處於興奮，難以入眠，也可能讓睡眠能力低落。

另外，腸道功能會低落，食物也會累積成脂肪而不是消化吸收。「吃完馬上睡會發胖」就屬於這種狀態。

話雖如此，但忙碌的現代人很難在鑽進被窩的3小時前用完餐。這時就要留意**「盡量選擇好消化的食物」、「分量要是平常的一半」、「充分咀嚼後再吃」**。

我們要了解到，晚餐也是邁向優質睡眠所需的「助跑階段」。

◆睡前使用智慧型手機或電腦

智慧型手機或電腦螢幕的光線（藍光）會強烈刺激交感神經。另外，藍光的光線會將生理時鐘往後移。雖然刺激沒有陽光那麼強烈，但也足以喚醒身體。

再者，藍光這個難纏的東西會**抑制睡眠荷爾蒙「褪黑激素」的分泌**。再加上用電腦確認電子郵件、用手機查閱新聞或社群網站，會讓接下來試圖休息的大腦活躍起來。

雖然也有人覺得晚上傳來的工作電子郵件多半十萬火急，實際上卻沒那麼重要。假如因為查看電子郵件而擾亂內心，沒辦法睡得好，最好是從一開始就不要看。

不只是工作時看手機，還帶上床看新聞、瀏覽社群網站……就連重要的睡眠時間削減了都沒察覺到，只不過在浪費時間，我們要戒掉這種習慣。

我們要盡量在鑽進被窩3小時前，至少在就寢1小時前，與手機和電腦保持距離。放在手邊就會忍不住要摸的人，請不要將手機帶進寢室。

現代社會當中交感神經會一直處於優勢，要學習充分確保睡眠時間和品質，來調節自律神經的平衡，並當作社會人士的「基本修養」。

我們要養成習慣，太陽西沉後時時將「放鬆模式」這個深植於身心的步調記在腦袋裡，專心留意睡眠。

浴室是補充迷走神經能量的好地方

睡眠和沐浴相當速配。

沐浴可以緩解一天的緊張情緒，放鬆效果非常好，不只是身體的髒污，就連壓力也會被沖走。

想調節迷走神經，誘發優良睡眠，沐浴的方法也需要稍微花點工夫。

關鍵字是**「急速降低深部體溫」**。

白天交感神經處於優勢，大腦和身體都很活躍。就像汽車開過頭引擎就會發熱一樣，白天大腦和身體活蹦亂跳，體溫就會上升。**當體溫降低時就會入眠**。

請把深部體溫想成大腦、腸道或其他身體區域內部的體溫。人類可以藉由降低深部體溫來降低清醒程度，自然入眠。

假如深部體溫一時之間上升，身體就會開始「急速降低體溫」。我們沒有理由不利用這個功能。

換句話說，**我們要在浴室的浴缸中提高深部體溫一次，再趁著急速降溫的時候就寢**。

溫水的溫度最好加溫到39～40度。雖然喜歡泡熱澡的人也很多，不過洗42度以上的澡會刺激交感神經，自律神經的平衡就會紊亂。

熟悉烹飪的人就會知道，油炸物用高溫炸過後，有時不會連裡面都確實煮熟。熱水也一樣，不會充分溫熱到身體的內部。

建議採用半身浴，剛開始的5分鐘要泡到肩膀，剩下的10分鐘則泡到胸口下方即可。入浴時間請盡量控制在15分鐘左右。超過會讓深部體溫過度上升，熱度始終悶在身體裡，妨礙睡眠。

最近市面上有將手機帶進浴室用的防水殼，不過洗澡是「身心排毒時間」，任何擾亂迷走神經的東西都不該帶進來。

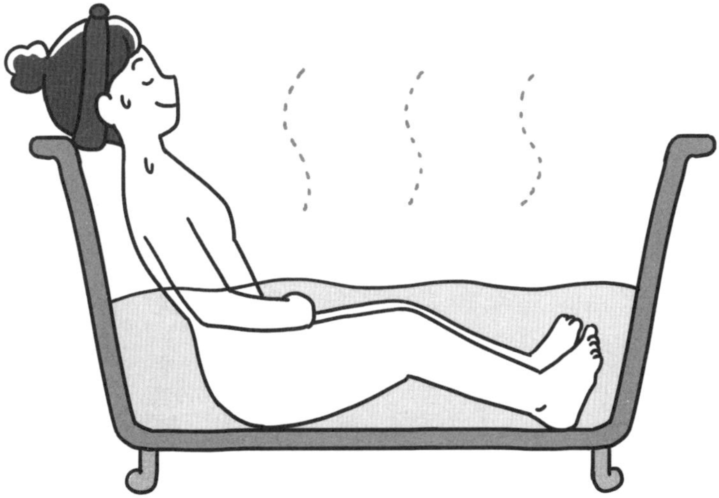

泡在39～40度的溫水15分鐘

反倒是入浴劑大受身心歡迎。

入浴劑可以配合心情選擇香氣。使用香氛沐浴精油也不錯，我也推薦促進血液循環的碳酸氣泡入浴劑。藉由暫時改善全身的血液循環，也就可以活化迷走神經。

這裡要注意的是，從浴缸起身後不久，深部體溫會不斷下降。通知就寢時間的信號是手腳逐漸發熱，這表明體內深部的熱量正在緩緩釋放。指尖和腳尖的微血管會擴張，就像汽車引擎的散熱器一樣，幫助排熱。

浴室對迷走神經來說類似於能量場，堪稱是調節自律神經平衡最有效的地方。

唯一能切身感覺到迷走神經的身體部位

我們不但可以藉由入浴促進血液循環，也可以藉由頸部護理調節迷走神經，提升睡眠功效。

前面已經告訴過各位，迷走神經從延髓穿過頸部，遍布到各式各樣的內臟。

頸部也能藉由來自外部的刺激，調節迷走神經。

如果頸部有緊繃的狀況時，必須馬上消除。

連接頭部和軀幹的頸部有粗大的血管，一旦緊繃血流就會突然凝滯。再者，頸部緊繃會導致位在頸椎的神經出入口「椎間孔」阻塞，使得迷走神經功能低落。該在睡眠時充分運作的副交感神經就無法順利發揮功能。

尤其是頸部緊繃的原因之一「頭後小直肌」，就位在肌肉內裡的深層部位，即使從表面搓揉也無法順利紓解。

這時我們就要按壓穴道舒緩頸部周圍。

◎**天柱**：位在後頭部和脖子的交界線，緊鄰頸椎兩側的穴道。既有恢復眼睛疲勞的功用，對於長時間伏案工作用眼過度的人，或是在改善「直頸症」方面，也能發揮出色的效果。

◎**風池**：位在天柱稍微上方，向外約一根拇指寬的穴道。與天柱一樣可以緩解眼睛疲勞，同時紓解頸部緊繃，讓眼睛更放鬆。此外，還能顯著地緩解從背部到腰部的僵硬。

◎**完骨**：位在耳朵後面骨頭隆起處（乳突〔mastoid〕）再後面，凹陷處下方往上算起一根手指寬的穴道。能夠紓解從頭部到頸部的緊繃，改善血液循環。因為可以直接刺激迷走神經，也可望獲得放鬆的功效。

●舒緩頸部周圍的穴道●

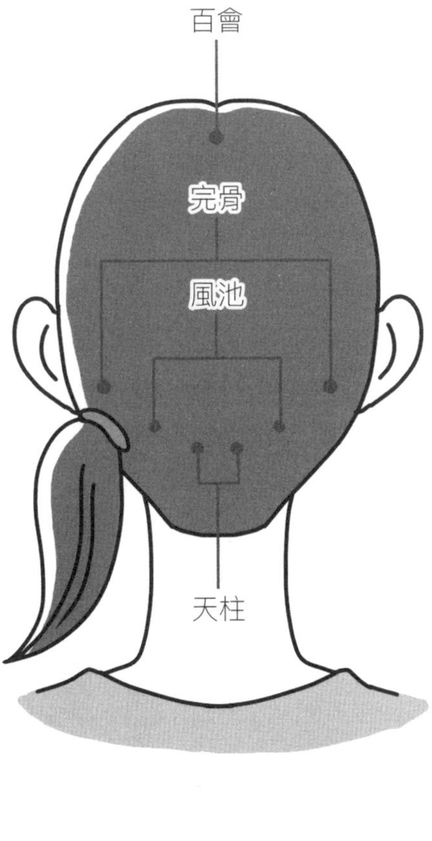

◎百會：位在左右耳洞連接線和頭頂穿越線相交處的穴道。據說對於全身不適很有效，更可以調節自律神經的紊亂。

巧妙刺激這裡介紹的穴道，或以頸部保暖套或熱毛巾加以溫熱，也可以有效消除頸部酸痛。

尤其是夏天，更要避免冷氣的風吹到後頸。我也建議在職場或外出時，將披肩纏繞在脖子上，養成替頸部保暖的習慣。

取悅迷走神經的「枕頭」使用方式

另外，要是使用不適合自己的「枕頭」，頸部就會愈來愈疲勞。

比如**早起時「覺得脖子或肩膀不對勁的人」、「做出萬歲姿勢的人」或「打鼾的人」就要小心**。或許問題就出在枕頭不適合。

假如枕頭的高度不適合，睡覺時就會造成頸部和肩膀的負擔，造成疼痛或酸痛。萬歲姿勢是睡覺時無意識做出來的動作，以便舒緩頸部到肩膀的肌肉。

另外，要是枕頭太高，下巴就會下沉，塞住上呼吸道，變得容易打鼾。

選擇適合自己的枕頭時，關鍵在於睡眠時頸部能否放鬆。更進一步說，**遍布頸部周圍的迷走神經要保持在不受壓迫的狀態**。

因此，**請選擇能夠確實從肩頭支撐頸部的枕頭**。雖然也有人只把頭擱在枕頭上，不過這樣反而會造成頸部的負擔。

枕頭的高度要能讓人在仰臥時稍微收下巴，就算以站立的姿勢睡覺也能保持下巴的動作不變。側臥時臉部中央和背骨最好要呈一直線。使用毛巾調整高度也能獲得足夠的功效。

讓人更能切身感受到迷走神經的身體部位就是「頸部」。只要照顧頸部，睡眠能力就會顯著提升，得以迎接心情愉快的早晨。

第5章

調節迷走神經的生活習慣

馬上行動，放慢腳步仔細做

前面說明過，自律神經紊亂會導致腸道環境惡化、呼吸變淺與睡眠力低落。這一章介紹的生活習慣是藉由刺激和調節迷走神經，一下子提升副交感神經低迷的功能。

請務必在腦中回想自律神經的翹翹板，同時嘗試實踐。

◆馬上行動

雖然有該做和預定要做的事情，卻浪費時間在其他事情上，或是提不起勁而拖延……這種「拖延心態」相信任誰都可能會有吧？

2023年，瑞典索菲亞赫美大學（Sophiahemmet University）等研究團隊發表一項報告，評估約三千名學生的「拖延心態」到了什麼程度。結果發現拖延傾向愈強烈的人，就愈會出現憂鬱症、壓力症狀惡化、睡眠品質或身體活動低落等毛病。

許多拖延傾向強烈的人，當預定行程或截止日期將近時會過度焦急，或是為了提起幹勁而逼迫自己。這些狀態逐漸轉化為壓力或不安，擾亂自律神經的平衡。

我不管在工作還是在家中，都會記得「馬上行動」，尤其是討厭或辛苦的事情更是如此。

比如說在家裡洗碗。一回家看見碗盤堆在水槽裡，就會忍不住想要以後再做，但我會馬上行動。因為我知道與其拖延不如馬上解決，這樣比較沒有壓力，也比較不會破壞自律神經的平衡。

一個人愈行動腳步就愈輕盈，愈是不行動就愈會動彈不得。

◆放慢腳步，仔細做

雖然馬上行動很重要，但要注意的是**不要「焦急」**。馬上行動與焦急行事完全是兩回事。

匆匆忙忙走路、連珠炮般說話、飆速敲打鍵盤，這些只不過是無意識的反射動作罷了。

這些就是交感神經過高的證據。乍看之下乾脆俐落，卻只是陷入焦躁和不安，單純是「動作迅速，流於草率」。

對於營造放鬆狀態的迷走神經來說，「動作迅速，流於草率」的事情是它最「不擅長」的。請各位認知到，**將「放慢腳步，仔細做」做到極致後，迷走神經才能達到平衡狀態**。

例如，工作時有人插進來，拜託自己做別的工作，就會削減專注力而焦躁起來。就算在這樣的精神狀態下工作，也只會連連失誤。這時候不妨離開座位一下，慢慢地走去洗手間。

另外，請各位在洗手時意識到「放慢腳步，仔細做」。用肥皂好好洗手，將水分清除乾淨，再用手帕擦拭。手帕也要重新妥善摺好，放進包包裡。

光是意識到「放慢腳步，仔細做」，就會調節迷走神經。

與匆忙洗手時相比或許會花時間。然而，效果的差異比時間的差異還明顯。只要調節迷走神經，之後工作的失誤就會確實減少。

行動時稍微放慢速度沒有那麼難，只要逐一確認自己當下在做什麼，就能夠做到這一點。

當然，不只是行動時，即使在說話時，甚至在焦急時，也要記得「放慢腳步，仔細做」。

◆每天收拾一個地方

整理周遭生活，意即「收拾」，也堪稱是「放慢腳步，仔細行動」的準備工作。

當負面的情緒來襲時，只要整理一下周圍的空間，心情就會出乎意料地舒暢起來。

回到洗碗的話題。2014年，美國佛羅里達州立大學的研究團隊提出報告，說明全神貫注洗碗具有消除壓力的功效。只要帶著目的意識去完成，就會獲得幸福感和滿足感。

將骯髒的地方弄乾淨，整理散亂的東西，丟掉不要的物品。

「收拾」的行為不只會讓心情愉快，也會對調節迷走神經起效用。

不過，要是花太多時間或認真到處收拾可不行，這樣反而會過度刺激交感神經。一天15～30分鐘以內就能收拾完的小地方也沒關係。例如，包包、桌子抽屜、廚房櫥櫃、衣櫃、鞋櫃等，請選一個當天想要收拾的地方量力而為。

收拾東西時，呼吸自然會加深。再者，藉由整理亂七八糟的東西打造舒適的環境後，迷走神經的功能就會提升。

疲憊的時候就是要活動雙手和身體

◆疲憊時動動手和身體

疲憊就休息十分理所當然。然而，生活在現代社會中的我們往往無法這樣做。

首先，要追溯「疲憊」的根源是什麼。從事以伏案工作為主的用腦工作，再加上對於人際關係感到壓力，這種「疲憊」多半是頭腦勞動導致的「精神疲勞」。

明明內心疲憊，身體卻沒那麼疲憊，會發生這種精神疲勞，是因為長時間坐在桌子前導致肌肉僵硬，以靜脈為主的血液凝滯鬱積。由於血液循環變差，體內老廢物質排不出去，大腦就會覺得是身體在「疲憊」。

精疲力盡的辦公室員工多半運動不足，極有可能將精神疲勞和身體疲勞搞錯。

要調節身體和精神「疲憊」的不相稱，關鍵在於活動身體。

長時間對著電腦而感到「疲憊」時，就默默上下樓梯，腦子當中什麼也不想。假如持續開會感到「倦懶」，就去洗手間做伸展操；要是覺得感受到壓力，就先走一走再說；到車站搭車通勤時不要使用電扶梯。

像這樣不斷「活動身體」，就會調節身心和自律神經的平衡。活動身體之後不只會改變心情，凝滯的血液也會流動，老廢物質會被清除掉，氧氣和營養會遍及身體各處。

◆張開手掌

說到改善血液循環，或許也有很多人會想到按壓穴道。第四章介紹過頸部周圍的穴道，這裡則要告訴各位「手部穴道」的相關知識。

日本有個「咒語」是在緊張時，做出手掌上寫「人」字再吞下去的動作，從自律神經的觀點來說，這是相當有效的方法。

手是身心的縮影。緊張時我們會不自覺地抓住什麼或緊緊握拳，但這樣做其實並不好。握拳之後，交感神經的功能會更加提高，緊張會更加強烈。

反觀寫「人」字時，手掌會大幅張開。如此一來，迷走神經等副交感神經的功能就會提高，進而舒緩緊張感。

東洋醫學認為人體當中流動著生命能量，稱為「氣」。「氣」的出入口是「穴道」，自古以來就把按壓或搓揉穴道當作預防疾病的方法來用。

手部有很多刺激自律神經的穴道。

以下就介紹具有代表性的手部穴道。

◎**合谷**：位在手背拇指和食指根部的穴道，能改善腸道功能。

◎**勞宮**：位在手掌凹陷處的穴道，能抑制食慾不振和噁心感。

◎**手心**：握拳時中指抵住之處的穴道，能促進血液循環，抑制血壓上升。

◎**魚際**：位在拇指根部隆起處的穴道，能緩解感冒症狀和喉嚨痛。

◎**內關**：位在從手腕內側的橫紋算起，往手肘三根手指寬的穴道，具有緩和壓力的功效。

◎**心穴**：位在中指靠指尖的關節中央的穴道，能夠改善腸道功能，提升消化和吸收的能力。

大幅張開手掌，刺激這些穴道之後，迷走神經就會協調。

經我這樣一講，似乎可以聽見有人說：「我在打鍵盤的時候會張開手……」不過，打鍵盤時手的運作可以說是「反射性動作」，與有意識地活動手部相比，效果大不相同。

現代社會當中，許多人常常緊握拳頭度過每一天。

我們要養成習慣，**花些時間將手掌完全打開，讓五根手指充分往後伸展**。

•刺激自律神經的穴道•

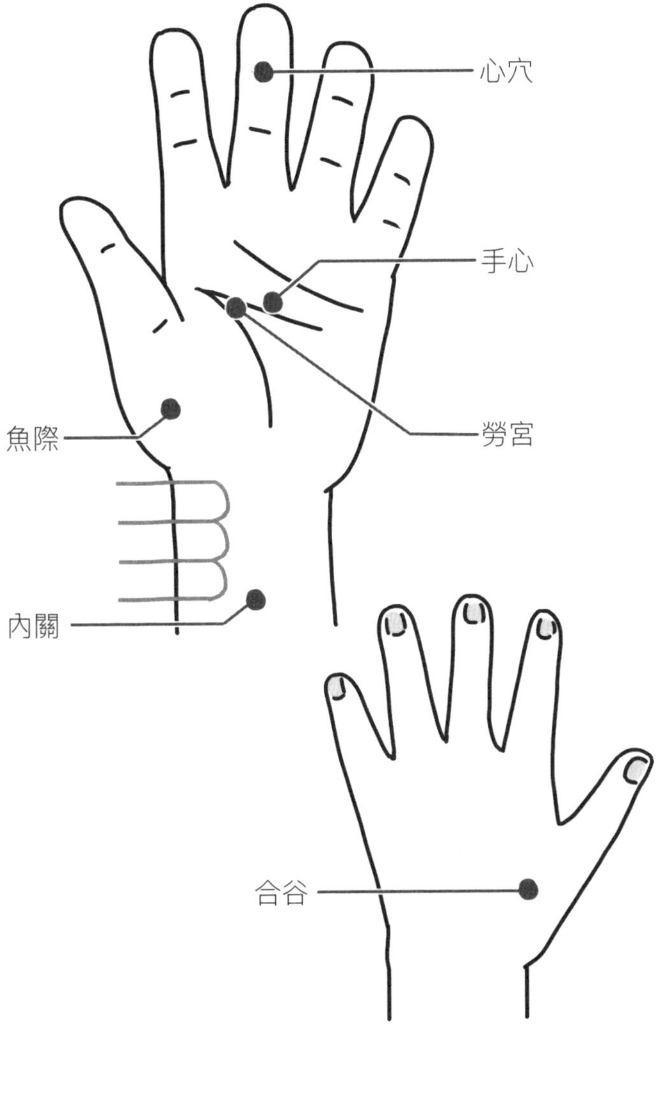

調節迷走神經的正確身體使用方式

◆時時保持正確姿勢

前面告訴過各位，覺得疲勞時要記得活動身體，不過使用身體的方式也有幾個重點要注意。這也是因為姿勢和迷走神經關係密切。

迷走神經從延髓分支到身體各處，說起來就是「資訊通道」。第三章也告訴過各位，一旦姿勢變差，走在這條路上的「資訊」就無法順利流通。

就如慢慢深呼吸之後，即可調節自律神經的平衡一樣，改善姿勢也可以對大腦和心理發揮作用。

要是心情消沉，背部就會弓起；要是心情開朗，背部就會挺直。

這個現象説起來，就和**「要是背部弓起，心情就會消沉；要是背部挺直，心情就會開朗」**一樣。

然而，我們生活在現代社會，擁有智慧型手機和電腦，要長時間伏案工作，壓力繁多，經常處於「戰鬥態勢」，而導致駝背。説得更貼切一點，就是生活在「姿勢不良」是理所當然的社會裡。

因此，**時時注意調整散亂的姿勢變得尤為重要**。

這裡要介紹檢查正確姿勢的重點。

《檢查站姿的重點》

◎站立時從頸部到頭頂的線條，要像是從地面往上垂直的直線一樣。

◎從側面看，耳朵、肩膀、骨盆及腳踝要在一條直線上。

◎腳部的五根腳趾要施力。

◎重心要確實放在腳後跟。

想像自己就像用條線從天花板垂吊下來一樣，頭部盡量往上伸展。要注意腰部不要往前凸或往後彎太多。

《檢查坐姿的重點》

◎收下巴。

◎腰部下半部要和椅子的椅面垂直豎立，臀部要貼在椅背下半部。

◎臀部中心朝向正下方。

◎雙腳貼在地板上。

坐姿是將頭部筆直朝上，盡量拉長脖子。

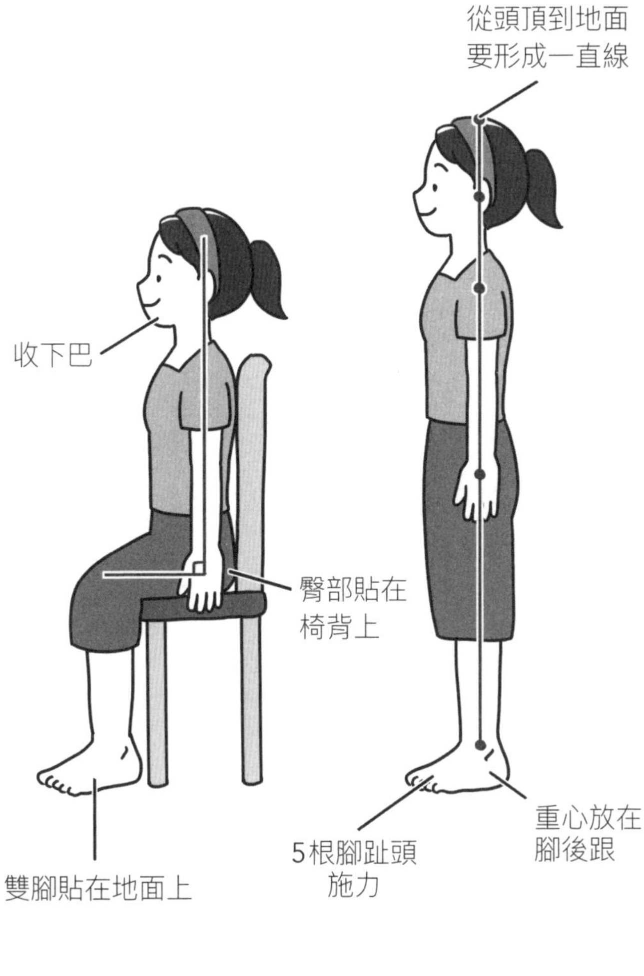
從頭頂到地面
要形成一直線
收下巴
臀部貼在
椅背上
重心放在
腳後跟
5根腳趾頭
施力
雙腳貼在地面上

只要像這樣擺出正確的姿勢，就會活化迷走神經這條資訊通道。我們要養成習慣，一天要注意自己的姿勢好幾次。

◆以正確的姿勢行走

既然有正確的站法和正確的坐法，當然也會有正確的走法。

為了提升迷走神經的功能，最好要記得以下3個重點：

①以固定的步調行走

迷走神經喜歡規律的步調，不必求快。記得要慢慢深呼吸，同時數「一、二、一、二」，跟著拍子行走，可平緩過於活躍的交感神經，使身心放鬆。

②抬高視線行走

挺直背部、放鬆肩膀是行走的基本姿勢，但也不要忘了抬高視線。要是低著頭，脖子「外頸動脈」和「內頸動脈」分支處的迷走神經開關就會受到壓迫，導致血液循環不良。

「低頭族」不只是危險至極，也會擾亂自律神經的平衡，危害自己的健康。

③留意五感行走

不只是城市風景或季節更迭，將注意力朝向光線、風、聲音和氣味等等，也有調節迷走神經的效果。

人也是自然的一部分，感受自然是最能讓人放鬆的方式。

例如，光線是強烈還是柔和？風是輕拂臉頰，還是會搖動草木？甜美的花香乘著風飄來嗎？聽得見蟲鳴嗎？

刺激五感之後，就能進一步活化迷走神經。

附帶一提，有些人步行時會在意步數或時間，不過最近的研究揭露，一天走30分鐘與早午晚分三次各走10分鐘都有效。光是在通勤時稍微走走，也會有足夠的效果。

我們要以「聚沙成塔」的心態輕鬆嘗試。

透過刺激五感療癒心靈

◆仰望天空

各位在邊行走邊留意要刺激五感時，希望可以先試試一個方法。

那就是**仰望天空**。

假如現在在屋裡，也可以看看天花板。就像在外面時一樣，將視線向上移。抬頭仰望上方時，額頭要朝天，下巴要稍微凸出。這樣可以打開氣管（呼吸道），讓大量空氣進入肺部，自然可以感受到深呼吸的效果。

前面多次提過呼吸的重要性，單單透過「仰望天空」這一個動作，就能吸納足夠的氧氣。

另外，我們也會感受到下巴下面的肌肉充分伸展。

迷走神經也遍布在下巴肌肉的內部。另外，「舌咽神經」也會在其周圍分支出去。這種神經隸屬於副交感神經，功能與迷走神經類似。

仰望天空可以刺激這些能夠舒暢身心的神經，尤其是遇到挫折或感覺迷失自我時，仰望天空就會很有效。

擺出視線朝向正面的姿勢時，眼睛能夠辨識的範圍是周圍3公尺左右。而仰望天空時，視野得以拓展，心情就會愉快起來，察覺到自己的煩惱其實微不足道。

「藍天好漂亮」、「那朵雲的形狀真有趣啊」、「夕陽真美」，假如心神為之蕩漾就是最佳的狀態，迷走神經的功能會確實提升。

如果再說出「算了，不管了」，內心就會變得更輕鬆。

◆嗅聞香氣

迷走神經的特徵在於放鬆時功能就會提高。

那麼，我們要怎麼感覺出迷走神經是否放鬆呢？

這與五感有關。透過視覺、聽覺、嗅覺、觸覺及味覺蒐集資訊，開始認知到「現在可以放心」之後，就會活化迷走神經的功能。

五感當中，最具速效性且效果最好的其實是聞香或聞味的「嗅覺」。

視覺和聽覺接受到的資訊，會在大腦內經過多個區域的處理後，再傳遞到中樞。嗅覺卻是從感受氣味的嗅覺神經，直接傳遞到大腦的下視丘（hypothalamus）和大腦皮質（cerebral cortex）。附帶一提，下視丘是自律神經的「調整員」。

我們的實驗也可以證明，藉由享受喜歡的香氣，就會調節自律神經的平衡，遍布全身的微血管血液循環會特別好。

香氣的力量是提升迷走神經功能的最強工具，沒有理由不納入日常生活當中。

我也會在工作場所擺上幾種喜歡的香氣。當遇到意外事件感到心浮氣躁時、想要改變心情時，或是感覺到身體發懶時，就會馬上噴灑一下自己喜歡的香水或古龍水。

我也推薦各位燃燒芳香精油。

例如，具有減壓效果的「天竺葵」和「玫瑰」，誘發睡意的「薰衣草」和「甜橙」等都是廣為人知的精油。

另外也有報告指出，杉木和檜木蘊含的芳香成分「雪松醇」（cedrol），會平息交感神經的興奮。

香氣的喜好因人而異，也會因當時的狀態而異。要記得選擇讓人覺得「愜意」和「療癒」的香氣。

◆揚起嘴角微笑

緊張狀態時或感受到壓力時會「表情僵硬」。「滿面愁容」、「表情凝固」、「臉色很差」等臉部表情反映出大腦和身體緊繃的程度。皺眉、緊咬牙關等「表情僵硬」的狀態肯定是自律神經失衡的表現。

要調節其平衡就需要提升迷走神經的功能，而能夠輕鬆做到的動作就是「微笑」。

不需要大笑，只需稍稍微笑就能獲得效果。

揚起嘴角微笑後，表情肌的動作會刺激下視丘，也就是大腦中自律神經平衡的「調整員」，並提升副交感神經的功能。

測量和比較自律神經在各種表情下的狀態後證實，發自內心的笑容就不用說了，即使是刻意擺出的笑容，只要揚起嘴角，迷走神經等副交感神經的功能也會提升。

再者，「笑」會促進幸福荷爾蒙「血清素」的分泌，讓心情開朗起來，減輕心理負擔。

即使不是發自內心的笑也沒關係，即使是裝出的笑容也無所謂。在上班前、在職場洗手間的鏡子前，或者電腦螢幕變暗的瞬間等，時時檢查自己的表情，若發現神色嚴肅，請養成揚起嘴角的習慣吧。

藉由口香糖和水調節迷走神經的方法

◆充分咀嚼

目前已知鍛鍊咀嚼能力，就會提高迷走神經、舌咽神經等副交感神經的功能，而且在充分咀嚼之後，就會增加幸福荷爾蒙「血清素」的分泌。

充分咀嚼的習慣不只會幫忙消化和吸收，大腦內還會分泌「組織胺」這種物質，刺激飽足中樞，防止飲食過度。另外，充分咀嚼之後唾液量會增加，抗病毒和抗細菌成分「IgA抗體」（Immunoglobulin A）也會增加，預防傳染病的功效也值得期待。

咀嚼能力也和壓力密切相關。

2023年，靜岡縣立大學的研究團隊發表一項報告，指出咀嚼能力強，抵抗心理壓力的能力也會增強。他們對80名年輕女性給予某些強烈的壓力再加以調查，發現咀嚼能力愈高的人，就愈難感受到壓力。

我們的研究也揭露出，咀嚼口香糖之後，大腦的「α波」就會增加。α波會在深度睡眠或冥想時出現。

這項研究認為大腦的血流量有所改善，負責調節運動的「小腦」，以及司掌人性和運動的「前額葉」，會增加1～4成的血流量。

因此，大聯盟球員經常咀嚼口香糖，是為了活化大腦，保持平常心。

即使是日常飲食也要**專心「充分咀嚼」**，不要狼吞虎咽。想要平復內心時，就藉助口香糖的力量。

◆勤快喝水

我們無論在什麼季節，一天都會藉由唾液、汗水、尿液、呼吸、代謝或其他方式，排出約2公升的水。要是再這樣下去就會陷入脫水狀態，所以需要補充新鮮的水抵消排出的分量。

之前我建議早上醒來時要飲用「一杯水」，但不只是早上，每天勤快喝下1.5～2公升的水，也當然是調節自律神經平衡的秘訣。

比如遇到莫名其妙的事心浮氣躁時、感到緊張時、情緒焦急時，即使喝一口水，內心也會平復下來。

為什麼喝水可以讓心情舒暢呢？

含在水裡的「鎂」具有鎮靜作用，想必也與此有關。同時這也牽涉到喝水之後會進行的「胃結腸反射」（gastrocolic reflex）。換句話說，喝下的水刺激胃部之後，就會打開腸道蠕動的開關。接著迷走神經就會隨著腸道運動而活化，得以保持內心的穩定。

水有軟水、硬水、溫水和冷水等，選喜歡的就好。我也推薦能夠促進血液循環和獲得飽足感的碳酸水。

早餐、午餐及晚餐之前要喝一杯水，想要更專心時、想要提振精神時、快要焦急起來時，喝水也會很有效。

不只是為了「潤喉解渴」，為了調節迷走神經，我們也要勤快攝取水分。

如何達到靜心與放鬆的最高境界

◆用柔軟的工具清潔耳朵

在我桌上看得到的地方常會擺著「掏耳棒」。

開始診療之前或遇到重要的會議時，我會把附在掏耳棒上的梵天（白色軟綿綿的部分）放進耳洞輕輕轉動一圈。

當面臨不容閃失，或是要做出重大決定的場面時，交感神經的作用就會一下子提升。雖然這本身不是壞事，但要提高成效表現，也少不了精神上的餘裕。為了達到所謂「只保留一絲緊張感」的精神狀態，副交感神經的功能也需要配合交感神經一起提高。

「外耳道」（耳朵的洞）遍布迷走神經。

掏耳棒的梵天會給予迷走神經恰如其分的刺激，提升自律神經的平衡，同時意圖保持均衡。

平常洗完澡用棉棒清潔耳朵之後，應該會感到舒適。這是因為迷走神經受到刺激，營造出安寧和放鬆的狀態。

◆促進愛情荷爾蒙的分泌

與迷走神經關係密切，保護大腦不受壓力傷害，替紊亂的自律神經調節平衡而獲得矚目的，就是號稱愛情荷爾蒙的「催產素」（oxytocin）。

催產素是當人處於幸福與安寧時，從大腦的「下垂體」（pituitary gland）釋放出來的物質。

剛開始人們認為催產素只會在母親分娩或是在分泌母乳時釋放出來，不過在進行研究時，就發現年輕女性和男性都會分泌催產素。

與異性、家人、朋友及寵物肌膚相親、一同歡笑或對話時，愛情荷爾蒙的分泌就會增加。接受按摩時，催產素的分泌也會增加。耐人尋味的是，施行按摩的人也會增加分泌。

與朋友聊天、聆聽喜歡的音樂、觀賞電影、或是悠閒泡澡，假如有個能讓自己覺得安樂的時間或場所，就可望能夠大量分泌催產素。

◆說出「你先請」和「謝謝」

「你先請」（After you）是我在英國留學時聽來的話語。當地的人們在各個情境中說出這句話，我相信是一句**能調節自律神經的魔法咒語**。

比如搭乘電梯時也一樣，說出「你先請」的瞬間，無論是說話的人或聽到的人，心情都會變得非常愉快。

體貼對方，將心思放在感謝之情時，呼吸自然會加深並變得穩定。這種狀態就會產生「內心的餘裕」。

類似的話語不只會調節說話者的迷走神經，聽話者也一樣。再重申一次，只要在人際關係當中表達感謝或提供幫助，就會分泌催產素。幸福感提升之後，迷走神經就會協調，進而產生一個良性的循環。

光是睡前在內心高呼感謝的心情，表明「今天也是值得感恩的一天」，心情也會變得平靜，能夠進入深沉的「休息模式」。

第6章

與失控的壓力和平相處的方法

壓力過大而導致「防禦機制」失效？

我研究自律神經歷時30年以上，沒有遇過比「壓力」更為麻煩的東西。壓力會讓保持自律神經平衡的翹翹板，大幅傾向交感神經那一方。

壓力簡直就是賦予人類的「不幸根源」。

另一方面，亦有人認為壓力也是「幸福的根源」。

產生壓力的來源是自己本身。面對壓力，就是要怎麼生活，要怎樣與人建立關係。壓力似乎在告訴我們人生當中重要的是什麼，有時還會讓人想要感謝它。

本來，壓力是不可能在一生中完全消失的，壓力也不可能從這個世上消失。

自古以來，人類一直在對抗心靈與身體所面對的負荷。

證據在於人類從出生時就備有對抗壓力用的「防禦機制」。

那就是「壓力荷爾蒙」。

假如感受到壓力，交感神經的功能就會猛然飆漲，同時就會從腎臟上方一個拇指丁點大的器官「腎上腺皮質」(adrenal cortex)分泌荷爾蒙「皮質醇」(cortisol)。

皮質醇平常與代謝和免疫有關，身體會將其運作調節得剛剛好，但在承受壓力的緊急狀況下，則會先傳送「敵人（壓力）來了」的信號給其他的器官，接著就會保護身體不受壓力傷害。

比如第四章告訴過各位，交感神經過度運作後，血管就容易損傷，但將其傷害壓到最低的則是皮質醇的任務。

緊急狀況過去之後，皮質醇的分泌量就會減少，也會抑制交感神經的活化。

人類自古以來就像這樣藉助皮質醇的力量來面對壓力。

然而，現代社會的壓力過多，陸續發生的緊急事態讓皮質醇不得不過度運作。

原本應該守護身心的「壓力荷爾蒙」要是過量和長期分泌，免疫和代謝的平衡就會崩潰。再者，落到身上讓人無暇喘口氣的壓力，也會讓腎上腺皮質疲乏，不久就會分泌不出皮質醇。

於是，與壓力對峙的「防禦機制」就會失效。

因人而異的壓力耐受性

有的人會說「自己沒有壓力」。

假如是在好的意義上對壓力遲鈍，那真是求之不得。

但若是沒有察覺到身心快要接近極限，還設法靠精力挺過去，過度努力到生病就危險了。這會讓「防禦機制」失去功能。

壓力給人的感覺因人而異，更因狀況而異。

壓力承受能力可分為以下幾種類型：

◎A型：不顧周圍，自顧自向前衝的類型。

◎B型：雖然不太在意周圍的眼光，但在重大關鍵處會壓抑自己，配合周圍的類型。

◎C型：基本上會在意周圍的眼光，但在重大關鍵處會依照自己的意思行動的類型。

◎D型：時時在意周圍，懂得協調的類型。

「D型」的人在表達自我時會感受到壓力，「A型」的人會覺得不能表達自我很痛苦。「B型」和「C型」的人則會慎重考慮，要在什麼地方表達自我，什麼地方克制自己。

說得白一點，就是最好要知道「抗壓性強」和「抗壓性弱」的人幾乎沒有差異。換句話說，差異是在於面對壓力的經驗。問題發生時，思考方式或應對方式的差異還比較大。

尤其是在壓力繁多的現代社會中生活，更需要留意迷走神經並加以應對。接下來，要介紹我從自身經驗培養出來的「與迷茫壓力共處之道」。

把問題歸咎於自律神經

據說壓力有9成是在於人際關係。

若在工作上遇到不對盤的同事、天生就愛職權騷擾的上司，職場本身就會變成壓力。我們也常聽到「業績壓力太大」、「工作好無聊」這種工作變成壓力的煩惱。還有人和情人或朋友吵架後在心中生悶氣，或是見了社群網站的資訊而心浮氣躁。

就像這樣，假如追究遭受壓力的原因，幾乎都會追溯到人際關係。

假如決心要成為獨行俠，離群索居就另當別論，否則在現代社會是不可能的。

若能讓人際關係變得順暢，或許能夠應付絕大多數的壓力。不過瓶頸在於，因為牽涉到他人，所以單憑自己解決不了。

所以我有個建議。假如在人際關係上承受到壓力，請抱持一個想法，那就是「對方的自律神經正在紊亂」。

比如遇到不對盤的同事，就要心想「這個人的迷走神經沒有充分發揮作用」，同時一如往常對待對方。

對於有職場霸凌傾向的上司也一樣，要在面對對方的同時想像「這個人的交感神經過度亢奮」。與朋友或情人吵架時，也要想到「對方的自律神經沒有保持平衡」。

我們要像這樣將人際關係的麻煩統統「推給自律神經」。各位不覺得以往的負面情緒還沒有萌發，問題就解決了嗎？

壓力的背後有什麼？

自律神經紊亂的原因大致可歸納為以下5點：

①身體狀況不好

②缺乏餘裕（比如時間或經濟上）

③缺乏自信

④意料之外的橫禍（比如事故、天災或人際關係的麻煩）

⑤環境不佳（比如壞天氣、噪音或擁擠）

只要想到帶來壓力的人背後潛藏這些原因，就更能讓自己鬆口氣。

比如說，在車站被陌生人撞到，對方沒道歉就走掉了……這時就會湧起「怒火」，感受到壓力，這是理所當然的反應。

明明撞過來的對方不痛不癢，被撞的一方反而因為壓力而擾亂自律神經的平衡，而且影響還會拖上3～4小時。

各位不覺得這是吃了壓力的「虧」嗎？

遇到對方蠻橫無禮，當然會懷有憤怒的情緒，但如果因此感受到壓力，就只有自己蒙受損失。

遇到這種時候，就要想：

「那個人（撞過來的人）一定是自律神經紊亂，沒有餘力顧及其他事情。」

如此一來就能防止憤怒的情緒招來壓力。

另外，也要請各位回顧一下自己的情況。反過來說，說不定自己的行為也成為他人的壓力來源。

不過沒關係，只要時時留意自律神經的平衡，並實施前面告訴過各位的迷走神經調節法，與人相處時也就不會擾亂對方的自律神經了。

感到壓力大到難以忍受時的應對方法

再重申一次，當我們承受壓力時，交感神經就會過度運作，進入「戰鬥模式」。身體會前傾、駝背，就像準備戰鬥的姿勢，心理上也會戒備起來。身心處在準備攻擊的狀態，果然就無法冷靜判斷。

比如有人拜託自己做「棘手的新工作」。

一旦有所戒備，「厭惡」的情緒就會搶先發作，這一瞬間會產生壓力。人類的大腦對於「棘手」這個關鍵字會感到壓力，而這種壓力則會招來負面的連鎖反應。「厭惡」的情緒會讓人想要「拖延」。

第五章也告訴過各位，厭惡的事情愈是拖延，就愈會造成負擔。等於是自己提高問題的難度，將壓力增大，變成更沉重的負擔。

就因為感受到壓力，才要挺直背脊，開拓視野來面對。

面對「棘手的新工作」時也一樣，或許可以從「新」這個字感受到吸引力，而不是被「棘手」這個詞限制住。

實際上，就算覺得「厭惡」、「棘手」的事情，做做看之後也多半會覺得「沒那麼糟糕」。即使覺得困難，但在逐步過關斬將的過程當中，也往往會感到成就感和喜悅。

直接面對壓力時，假如要承擔「厭惡」的負面情緒，交感神經就會一下子受到刺激。其實，要是過度偏向交感神經，「心靈視野」就會變得狹窄，也會引發單憑主觀思考的弊病。

第三章也告訴過各位，只要挺直背脊、調整姿勢後，呼吸就會加深，迷走神經也會活化。副交感神經變得優勢之後，就可以客觀思考。

感受到壓力時也一樣，只要能夠俯瞰自己，便能萌生正面的情緒，覺得「算了，不管了」，或是將心境轉化成「盡力而為」。

緩解強烈壓力的簡單方法

話雖如此，我在進行一場不容許一絲差錯的手術前，也會感受到沉重的壓力。既然是醫生，這種壓力是無法逃避的。

前面提到俯瞰並掌握自身狀況也是如此，我認為必須直視帶給自己強烈不安的壓力，不能逃避。

假如被強烈的壓力折磨，不要逃避「厭惡」的感覺，而是將這些感受寫在紙上。接著，替壓力產生的風險和帶給身心的影響，依照「小」、「中」、「大」及「特大」來分等級。

不可思議的是，原本內心那麼多的壓力就會在這一刻解除。彙整問題再加上分級之後，「將來會怎樣」這種茫然不安的心情就會消散。

人類這種生物，比起因為壓力而產生的事件大小，更容易因為看不見未來而產生的「茫然不安」，放大壓力和恐懼。

將落到自己身上的壓力逐一仔細寫出來，列成清單之後，即使剛開始排行「特大」的壓力，也會覺得「或許沒什麼大不了」。

寫完10個壓力之後往往會覺得不可思議，為什麼自己會為了這種事而覺得厭惡呢？甚至只會覺得荒謬。

而且也會發現，即使處於壓力當中，也沒必要現在就去思考憑一己之力解決不了的問題。不要抱頭煩惱目前無計可施的事情。

就像這樣，正面面對壓力之後，即可察覺到「對自己來說什麼才重要」、「自己將來想要做什麼」。

關鍵在於**列成清單時要手寫，不要用電腦或智慧型手機輸入**。只要盡量慢慢仔細寫出來，交感神經就會平靜下來，迷走神經就會開心運作。

當自己的情緒控管教練

想要從壓力中解脫時，想要控管情緒時，聽一些建議就有可能奏效。

然而，這樣的建言或勸告完全不必發自別人。覺得有壓力時，試著「成為自己的教練」。就當作自己心中還有另一個自己，擁有客觀的視角，進而有意識地控管情緒。

運動界當中，優秀的選手必然會伴隨優秀的教練。

身為教練的重責大任就如以下所示：

◎準確掌握現在的狀態

時時掌握自己現在處於什麼狀態，以及將來的工作或人生要怎麼走的整體規劃，在我們陷入危機時就能做出好選擇。

◎做好萬全的準備

設想所有可能發生的局面，並做好準備。也要記得思考最大的危機會是什麼狀況。將最糟的局面放在心上，構思計畫。

◎找出行動的時機

留意自己的身體狀況和心理狀態，做好管理，以便隨時在最佳狀況下行動。

◎就算沒有拿出成果，也要振作起來

就算竭盡全力也不一定會拿出成果，但這並不是灰心的時候。要一邊鼓勵自己，一邊從做得到的地方改善，不要任由情況愈演愈烈。

遇到快被壓力吞沒的「危機」時要記得冷靜。藉由「成為自己的教練」，就能客觀掌握自身狀況，保持平常心。只要能像這樣具備教練的觀點，內心就不會迷航而失去自我。

無須努力，也可以選擇乾脆「放棄」

自己當自己的教練時要注意一件事，那就是指導時不要過於熱血。

日本人以努力為美德，即使承擔壓力，許多人也會說「就設法努力吧」。乍看之下是正面的情緒，但有時就連這種努力都會招來壓力，不建議這樣做。

比如說，要是持續在黑心企業的惡劣環境中「努力」會怎麼樣呢？或是忍受職場或學校的霸凌、職權騷擾、性騷擾、家庭暴力……

這種時候就不是該努力的時候。

要馬上斷念，逃走，放棄。

有些正義感強烈的日本人，聽到「放棄」這個詞也會想到半途而廢的「認輸」，不由得心生厭惡。

然而，「放棄」並不是「死心」，而是「認清」。要認清問題所在。

換句話說，不只要「認清」自己承擔的壓力本質和原因，還要「認清」這些負荷是否真的是為了自己，會不會有害健康，會不會變成人生的養分。

2021年筑波大學的研究團隊發表一篇意味深長的研究報告。他們分析受試者「放棄」解開謎題時的腦波節律，結果發現「θ波」腦波有所增加。

大腦中有一千億個神經細胞會藉由電子訊號互相傳遞資訊。這時發出的微弱電流就是腦波，腦波的頻率會依身心狀態而異。

相信各位聽過，放鬆時會出現「α波」，緊繃時則會出現「β波」。

θ波是淺眠、坐禪時或在放鬆打盹的狀態下出現的腦波。其實目前也發現θ波能夠調節迷走神經。

無論是工作還是私人生活，假如感受到強烈的壓力，就不要努力，乾脆地「放棄」吧。

别努力，放棄吧。

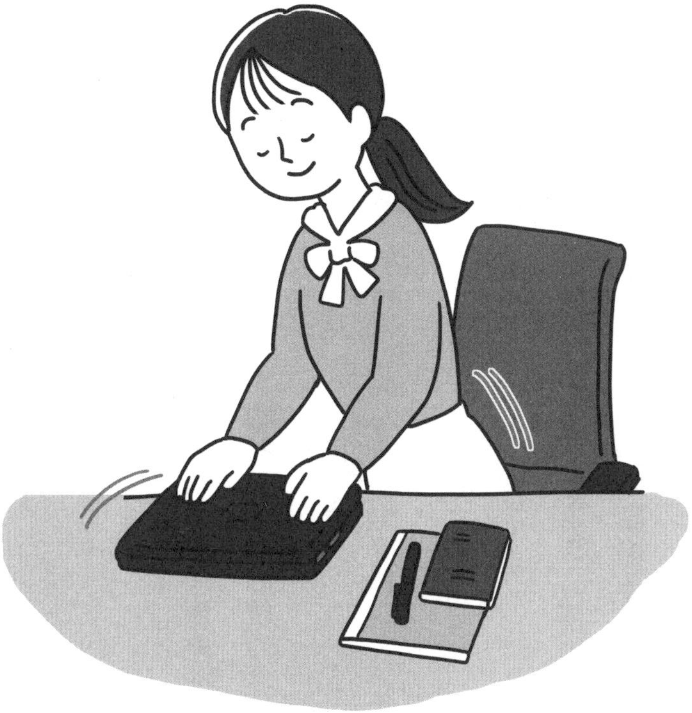

爲什麼需要適度的壓力？

我們常會聽說，有些忙碌工作的人剛因為屆齡退休而離開工作後，轉眼就沒了精神，變得封閉。想必是因為工作和人際關係造成的壓力急遽減少，以至於自律神經失衡。

人天生就是要不斷成長，就算掙扎著「我不想成長」，也會在不知不覺間有所進步。

不過，成長需要一些調味，那就是來自壓力的刺激。

提倡壓力這項概念的生理學家漢斯．塞利（Hans Selye）博士曾留下這樣一句話：

「壓力是人生的調味料。」（Stress is the spice of life.）

適度的壓力會成為人類成長的動力。

本章的開頭告訴過各位，壓力會成為「不幸的根源」，也會成為「幸福的根源」。最後我要揭開這個根源。

「幸福的根源」就是會將壓力「轉換成動力」。

比如別人託付「新工作」會有壓力，但只要想到愈累積經驗愈能讓自己成長，就會有前進的熱情。

只要用前面告訴過各位的方法與壓力巧妙相處，就能增加「幸福的根源」。話雖如此，「不幸根源」的壓力也絕對不會消失。

然而，我認為平衡非常重要。

自律神經的關鍵在於保持微妙的平衡，交感神經或副交感神經其中一方要稍微優勢。腸道環境也一樣，好菌也要比壞菌稍微多一點，無法明確分出高下的狀態才好，這一點我也告訴過各位。

壓力也一樣。只要「幸福的根源」比「不幸的根源」稍微多一點就好。

不過，這再怎麼樣也需要經驗。累積經驗之後，至關重要的是**「喜歡上自己」**。快被壓力壓垮手忙腳亂的自己也好，快要輸給壓力的自己也好，都要接受真實的樣子，喜歡上自己。

這時，相信你的迷走神經就會發揮最佳的表現。

後記

迷走神經這個陌生的神經會幫忙保持我們身心的安寧，各位明白迷走神經在這個時代有多麼必要了嗎？

生活上要意識到迷走神經會舒緩身心，用一句話來説就是「放輕鬆活下去」。自律神經會掌控人的心理。

比如交感神經優勢時就會變得「主觀」，憑自己的觀點或價值觀思考事情。另一方面，副交感神經優勢時，則會變得「客觀」，能夠以廣泛的眼光思考，不囿於自己的想法或立場。生活上兩者都是重要的思考方式。

然而，我覺得由於自律神經紊亂，眼光變得狹隘，或是配合別人或社會而迷失自我的人正在增加。

遇到這種時候，請仔細回想這本書告訴各位的事情。只要我們有意識，就能控制自律神經到某個程度。

假如自覺到眼光狹隘，就要深呼吸。

假如迷失自我，就要掌握腸道狀態。

正是在感到壓力的時候，才要休息放鬆。

請讓迷走神經開心生活。

接下來要走的人生中，埋伏著許多讓自律神經不穩或擾亂內心的陷阱。當然我們要學會巧妙迴避陷阱，即便掉進去也能立刻爬出來，希望大家可以參考這本書的建議。

實在很感謝各位讀到最後。

2023年9月　小林弘幸

【作者簡介】

小林弘幸

1960年生於埼玉縣，1987年畢業於順天堂大學醫學院，1992年於該大學研究所醫學研究科結業之後，曾在倫敦大學附設英國皇家兒童醫院外科、都柏林聖三一大學附設醫學研究中心、愛爾蘭國立兒童醫院外科工作，並擔任過順天堂大學兒童外科講師和副教授。

他身為自律神經研究的權威，指導專業運動選手、藝術家及藝文界人士調節身心狀態，提升成效表現。他也是在順天堂大學開設日本第一個便祕門診的「腸道專家」，介紹味噌和其他調節腸道環境的食材，設計能調節自律神經和腸道的伸展操，透過各種形式提出建立健康身心的方法。

著有《長壽味噌湯：醫學實證！一天一碗，輕鬆喝出不生病的免疫力！》（三采文化）、《到頭來是由自律神經解決一切》（ascom）、《自我調整的習慣：重整自律神經，讓身心回歸平衡的108條行動準則》（楓葉社文化）等作品，另外也多次參與媒體活動。

找不出病因？搞定迷走神經就好了

日本名醫5大核心修復

調整自律神經的關鍵，從根本擺脫病痛，啟動自癒力

作者小林弘幸
譯者李友君
主編王靖婷
責任編輯秦怡如
封面設計徐薇涵 Libao Shiu
內頁美術設計羅光宇

執行長何飛鵬
PCH集團生活旅遊事業總經理暨社長李淑霞
總編輯汪雨菁
行銷企畫經理呂妙君
行銷企畫主任許立心

出版公司
墨刻出版股份有限公司
地址：115台北市南港區昆陽街16號7樓
電話：886-2-2500-7008／傳真：886-2-2500-7796／E-mail：mook_service@hmg.com.tw
發行公司
英屬蓋曼群島商家庭傳媒股份有限公司城邦分公司
城邦讀書花園：www.cite.com.tw
劃撥：19863813／戶名：書虫股份有限公司
香港發行城邦（香港）出版集團有限公司
地址：香港九龍土瓜灣土瓜灣道86號順聯工業大廈6樓A室
電話：852-2508-6231／傳真：852-2578-9337／E-mail：hkcite@biznetvigator.com
城邦（馬新）出版集團 Cite (M) Sdn Bhd
地址：41, Jalan Radin Anum, Bandar Baru Sri Petaling, 57000 Kuala Lumpur, Malaysia.
電話：(603)90563833／傳真：(603)90576622／E-mail：services@cite.my
製版·印刷漾格科技股份有限公司
ISBN978-626-398-174-4 · 978-626-398-176-8（EPUB）
城邦書號KJ2115 **初版**2025年3月
定價399元
MOOK官網www.mook.com.tw
Facebook粉絲團
MOOK墨刻出版 www.facebook.com/travelmook

國家圖書館出版品預行編目資料

找不出病因?搞定迷走神經就好了：日本名醫5大核心修復,調整自律神經的關鍵,從根本擺脫病痛,啟動自癒力 / 小林弘幸作；李友君譯. -- 初版. -- 臺北市：墨刻出版股份有限公司出版：英屬蓋曼群島商家庭傳媒股份有限公司城邦分公司發行, 2025.03
208面；14.8×21公分. -- (SASUGAS；KJ2115)
譯自：自律神経のなかで最も大切な迷走神経の整え方
ISBN 978-626-398-174-4(平裝)
1.CST: 自主神經系統疾病 2.CST: 健康法
415.943　　114000665